OSTEOPOROSIS EN LAS ENFERMEDADES DIGESTIVAS.

Diego Ledro Cano.

Índice.

Agradecimientos. 3.

Introducción. 5.

Capítulo 1. Cirugía bariátrica. 7.

Capítulo 2. Enfermedad celíaca. 28

Capítulo 3. Enfermedad inflamatoria intestinal. 49.

Capítulo 4. Cirrosis hepática. 72.

Capítulo 5. Trasplante hepático. 92.

Capítulo 6. Pancreatitis crónica. 110.

Bibliografía. 114.

Agradecimientos.

A mi padre, Diego, por enseñarme la dedicación necesaria a la medicina.

A mi mujer, Paqui, por los ratos robados a nuestra relación, para la realización de este libro.

A mis hijos, Berta y Juan Diego, verdaderos motores de mi lucha diaria.

Introducción.

El porqué de la afectación de la masa ósea en los pacientes con determinadas enfermedades digestivas se comprende fácilmente teniendo en cuenta la fisiología de la mineralización del hueso. El problema común y principal en las patologías digestivas que conllevan osteoporosis es la alteración de la absorción de calcio y vitamina D o la alteración en su síntesis, sea por déficit en la dieta, por problemas funcionales que impiden la absorción normal de estos nutrientes, por déficit de la hidroxilación hepática en la cadena de síntesis hepática de la vitamina D, por déficit de síntesis hepática de la proteína transportadora de la vitamina D, o por la disminución de la respuesta del intestino a la acción de la vitamina D, con la consiguiente dificultad en la absorción de calcio.

Por supuesto el tratamiento con corticoides, habitual en muchas enfermedades digestivas, influye en el remodelado óseo. Además, la propia naturaleza inflamatoria de muchas enfermedades genera aumento de mediadores y sustancias que finalmente rompen el equilibrio en el remodelado óseo a favor de la resorción.

Capítulo 1. Cirugía bariátrica.

La obesidad, estimada por un índice de masa corporal (IMC) superior o igual a 30 kg/m2, es una enfermedad cuya incidencia y gravedad va en franco aumento en nuestro entorno y constituye un importante factor de riesgo para el desarrollo de enfermedades crónicas frecuentes en países desarrollados, como la cardiopatía isquémica, la hipertensión arterial, la diabetes mellitus de tipo 2, la colelitiasis, la artrosis y algunos tipos de cáncer, entre otras. Actualmente, según el último informe de la Sociedad Española para el Estudio de la Obesidad, alrededor del 15% de la población adulta española es obesa, con una prevalencia que varía en función de la edad y el sexo del individuo. Así, el 34% de las mujeres y el 21% de los varones de entre 55 y 60 años son obesos. Estos datos son todavía más preocupantes si tenemos en cuenta la alta prevalencia de obesidad en la población infantil y juvenil española, del orden del 14%, y el incremento en la incidencia de este proceso. En este sentido, en un período de 14 años, se ha producido un incremento del 34% en la prevalencia de obesos en nuestro medio, con cifras que van del 17% en 1992 al 24% en 2006, datos, todos ellos, que nos aproximan a países como EE. UU. y el Reino Unido, en donde más del 20% de la población es obesa. Asimismo, en nuestro medio el porcentaje de individuos que presentan una obesidad mórbida (IMC ≥40 kg/m2) no es despreciable, ya que alrededor del 1% de las mujeres y del 0,3% de los varones presentan este trastorno. Es importante resaltar que este grado de obesidad se asocia a un marcado aumento del riesgo de morbimortalidad, que incluye frecuentes alteraciones psicopatológicas y especialmente complicaciones cardiovasculares. Esto implica que este grupo de pacientes precise una evaluación en unidades de obesidad especializadas y que con frecuencia requieran cirugía bariátrica en su abordaje terapéutico. De hecho, se considera que un paciente con obesidad es candidato a cirugía bariátrica cuando su IMC supera los 40 kg/m2, o bien es superior a 35 kg/m2 en presencia de comorbilidades mayores, ya que este tratamiento se asocia a una disminución de la mortalidad y de las comorbilidades.

Los procedimientos de cirugía bariátrica más eficaces combinan elementos que reducen la cantidad de alimentos que pueden consumirse y la superficie intestinal disponible para su absorción. No cabe duda de que este tratamiento, tremendamente complejo y no exento de riesgos, requiere un abordaje multidisciplinario. Además, asociado a la marcada pérdida de peso que se observa en la mayoría de los pacientes tratados con técnicas mixtas o malabsortivas, este procedimiento también puede producir alteraciones en el metabolismo óseo y otras complicaciones asociadas a la malabsorción de minerales y vitaminas liposolubles, que conviene controlar y prevenir.

Procedimientos quirúrgicos de la cirugía bariátrica.

El término bariátrica procede del griego baros (peso) y iatrein (tratamiento), lo que indica que se refiere al tratamiento del exceso de peso. Existen 2 tipos fundamentales de cirugía bariátrica: la cirugía restrictiva y las técnicas mixtas. Así, por ejemplo, en la cirugía restrictiva se incluyen aquellas intervenciones cuyo fin es conseguir una reducción de la capacidad gástrica para aumentar la sensación de saciedad, lo que disminuye, de esta forma, la ingesta de alimentos; mientras que en las técnicas mixtas, como indica su nombre, se incluyen procedimientos que asocian cirugía restrictiva y malabsortiva.

Cirugía restrictiva.

Entre las técnicas restrictivas destacan la banda gástrica ajustable y la gastroplastia vertical anillada. La primera consiste en la colocación de una banda en torno al fundus gástrico mediante abordaje laparoscópico . Este procedimiento puede presentar como complicación el desplazamiento de banda, la pérdida de presión o la estenosis del estoma. La gastroplastia anillada consiste en la realización de una gastroplastia en sentido vertical a la que se asocia un anillo o banda que reduce de forma adicional la capacidad gástrica. Como complicaciones, puede presentar perforación gástrica, recanalizaciones y estenosis.

Ambos procedimientos presentan como inconvenientes una pérdida ponderal menor que la obtenida con otras técnicas, ya que no hay componente malabsortivo. Además, el paciente puede adaptarse a este tipo de intervenciones, aumentar la frecuencia de sus ingestas y éstas, a su vez, ser de mayor contenido calórico, junto con una progresiva dilatación del reservorio gástrico, con lo que recupera nuevamente el peso perdido.

Cirugía mixta.

Las técnicas mixtas, con componente restictrivo y malabsortivo, están especialmente representadas por el bypass gástrico en Y de Roux, que es actualmente la técnica de referencia en cirugía bariátrica, y la derivación biliopancreática. La primera consiste en crear un reservorio gástrico pequeño (15–30 cm aproximadamente) a expensas de la curvatura menor del estómago, al que se le anastomosa un asa intestinal en Y de Roux. Suele realizarse por vía laparoscópica y reducir, así, las complicaciones quirúrgicas. Como complicaciones, puede presentar fístulas, úlcera de la boca anastomótica y deficiencias nutricionales. La gran ventaja de este procedimiento es que el paciente suele mantener una buena calidad de vida y una pérdida de peso notable que se mantiene a largo plazo. La derivación biliopancreática con cruce duodenal es otra técnica mixta que combina la gastrectomía vertical y preserva el píloro en continuidad con el segmento duodenal, al que se anastomosa el íleon en Y de Roux a unos 100 cm de la válvula ileocecal. Este procedimiento es útil en pacientes con obesidad extrema que no necesitan realizar grandes restricciones alimentarias. Presenta complicaciones similares al bypass gástrico, y son más frecuentes los déficits nutricionales, especialmente de vitaminas liposolubles.

Complicaciones metabólicas y nutricionales de la cirugía bariátrica.

Tras la realización de este tipo de cirugía, dependiendo del grado de malabsorción, el desarrollo de deficiencias nutricionales es frecuente, especialmente de micronutrientes como el hierro, vitaminas liposolubles (vitaminas A, E, K y D), vitamina B12, tiamina, ácido fólico, calcio y zinc, entre otros. Por este motivo, es de suma importancia la monitorización nutricional y metabólica periódica de estos pacientes, en la que se recomienda que se incluya perfil hematológico, ferritina, electrolitos, valores séricos de vitamina B12, folato, albúmina, vitamina A, vitamina D, magnesio, fósforo, calcio, hormona paratiroidea (PTH) y control de la coagulación (ratio normalizada internacional [INR]). Asimismo, es recomendable la suplementación nutricional de forma preventiva con vitaminas y minerales, que incluyan vitamina B12, vitamina A, vitamina D, ácido fólico, hierro y calcio, entre otros. Es importante recordar que la presencia de deficiencias nutricionales es frecuente en pacientes con intervenciones malabsortivas, incluso tras la suplementación con preparados polivitamínicos.

Alteraciones del metabolismo óseo asociadas a la obesidad y a la cirugía bariátrica.

Una de las complicaciones de la cirugía bariátrica es el desarrollo de alteraciones en el metabolismo fosfocálcico. En este sentido, se han descrito casos aislados de osteomalacia, especialmente en relación con la práctica de técnicas malabsortivas.

Asimismo, la pérdida de masa ósea asociada a un marcado aumento del remodelado óseo es frecuente, como también lo son el déficit de calcio y de vitamina D.

La pérdida ósea y las alteraciones en varios parámetros del metabolismo mineral son relativamente frecuentes en este proceso; sin embargo, su fisiopatología no está totalmente aclarada. Así, los pacientes obesos presentan ciertas particularidades que afectan al metabolismo óseo y que es importante considerar. En este sentido, el peso corporal es un factor determinante de la densidad mineral ósea (DMO) y esto contribuye, en parte, al aumento de DMO que con frecuencia presentan estos individuos. Sin embargo, otros factores como las hormonas derivadas del tejido adiposo, entre las que destacan la leptina y la adiponectina, y las alteraciones de diversos péptidos intestinales, como la grelina, el péptido YY, GLP-1, GIP o el polipéptido pancreático, entre otros, también podrían estar relacionados con el desarrollo de este proceso. Además, los individuos obesos suelen tener unas concentraciones séricas de 25-OH vitamina D (25[OH]D) más bajas que la población no obesa —si bien la causa de esta disminución no está clara, se han propuesto varios mecanismos que podrían explicar este hallazgo, como un mayor almacenamiento de esta vitamina en el tejido adiposo, ya que se trata de una vitamina liposoluble—; una exposición solar deficiente; una alteración en la síntesis de la 25(OH)D a nivel hepático por la esteatosis hepática que presentan estos individuos; una menor biodisponibilidad de la vitamina D tanto a nivel cutáneo como digestivo o un aumento de su aclaramiento, este último secundario al componente inflamatorio que se ha descrito asociado a la obesidad.

Tras la cirugía bariátrica, especialmente tras la realización de técnicas mixtas, se produce una malabsorción de grasas y, por lo tanto, de vitaminas liposolubles como la vitamina D; este hecho se observa con mayor frecuencia en la cirugía con derivación biliopancreática. Asimismo, se produce una disminución de la absorción de calcio, ya que éste normalmente se absorbe en el duodeno y el yeyuno proximal a través de un proceso activo mediado por la vitamina D. El bypass de estos segmentos intestinales, la alteración del pH gástrico, el déficit de vitamina D y la frecuente intolerancia a la lactosa son factores todos ellos que disminuyen de forma adicional la absorción intestinal de calcio. Además, tras la realización de este tipo de cirugía, especialmente si ésta es de tipo malabsortivo, se produce una marcada pérdida de peso, del orden de 40 a 60 kg durante el primer año. Este hecho supone una disminución de la carga mecánica sobre el esqueleto que, en sí misma, comporta una disminución de la DMO. Asimismo, la disminución de la grasa corporal conlleva un cambio en la síntesis de hormonas producidas por los adipocitos, la leptina y la adiponectina, que a su vez pueden contribuir a los cambios de masa ósea. Además, en mujeres posmenopáusicas, la disminución de grasa corporal también puede comportar una disminución en la síntesis de estrógenos mediada por la aromatasa del tejido graso.

Por otro lado, la cirugía bariátrica induce cambios en la síntesis de péptidos intestinales; estos péptidos, también conocidos como hormonas intestinales o incretinas, desempeñan un importante papel a través de una compleja regulación neuroendocrina de la homeostasis energética, en la sensación de apetito y saciedad. Algunos de ellos, como la grelina, tienen actividad orexígena, mientras que otros, como el péptido YY, GLP-1, GIP y el polipéptido pancreático, son anorexígenos. Es interesante destacar que la pérdida de peso que se observa tras la cirugía bariátrica podría estar regulada, en parte, por estas hormonas y que éstas, a su vez, podrían tener un efecto en el remodelado óseo.

Efecto de la cirugía bariátrica en la evolución de los parámetros del metabolismo mineral y de la masa ósea.

Calcio y vitamina D. El parámetro diagnóstico de la hipovitaminosis D lo constituye la determinación sérica de 25(OH)D. Sin embargo, el valor a partir del que se considera una hipovitaminosis D es todavía objeto de debate. La deficiencia de vitamina D conduce a una disminución de la absorción de calcio y a un aumento secundario de la PTH; por esto, se ha indicado que la concentración ideal de 25(OH)D sería aquella que optimizara la absorción de calcio e inhibiera la hipersecreción de PTH. En este sentido, valores superiores a 80 nmol/l (32 ng/ml) optimizan la absorción de calcio e inhiben la secreción de PTH, mientras que valores inferiores a 25 nmol/l (10 ng/ml) se consideran una deficiencia franca de esta vitamina, ya que estos últimos incluso se han asociado al desarrollo de osteomalacia. Si bien valores por debajo de 80 e incluso 100 nmol/l se consideran una insuficiencia de esta vitamina, algunos autores indican que este límite se situaría en los 50 nmol/l (20 ng/ml). Sin embargo, es posible que en los pacientes a los que se les realiza cirugía bariátrica los requerimientos de vitamina D sean incluso superiores, ya que este tipo de cirugía produce una alteración adicional en la absorción intestinal de calcio. Además, es importante recordar que también puede existir una alta variabilidad al determinar los valores séricos de 25(OH)D, ya que éstos dependen de los métodos utilizados en su determinación.

Del mismo modo, la ingesta recomendable de calcio en la población es del orden de 1.000 a 1.500 mg al día, dependiendo de la edad y el sexo del individuo. Aunque no existen estudios que analicen el balance de calcio en los pacientes con cirugía bariátrica, actualmente se aconsejan unos requerimientos mínimos de calcio similares a los de la población general, entre 1.200 y 1.500 mg de calcio elemento administrado en varias tomas. Los pacientes con derivaciones biliopancreáticas pueden precisar ingestas superiores, del orden de 2.000 mg de calcio elemento al día.

La deficiencia de vitamina D es un hallazgo frecuente en la población general y, todavía más, en la población obesa. En este sentido, más del 80% de los pacientes en los que va a realizarse cirugía bariátrica presenta algún tipo de hipovitaminosis D y, con frecuencia, un hiperparatiroidismo secundario. Tras la intervención, las concentraciones de 25(OH)D no suelen mejorar y se ha observado un aumento en los valores de PTH en más del 50% de los pacientes, que ya es evidente a los 3 meses de la intervención. La administración de suplementos de calcio y vitamina D (400-800 UI/día), especialmente tras cirugía malabsortiva, se ha mostrado ineficaz en la prevención del déficit de vitamina D y del aumento secundario de PTH en varios estudios. La raza y la edad son algunos de los factores que se han asociado con una peor evolución. Así, las mujeres afroamericanas y aquéllas con una edad superior a los 45 años presentan con mayor frecuencia estos hallazgos. El tiempo y el tipo de intervención también parecen estar relacionados con este hecho; en este sentido, los pacientes con más de 10 años de intervención presentan con mayor frecuencia valores bajos de vitamina D e hiperparatiroidismo secundario, mientras que la cirugía restrictiva se asocia con menor frecuencia a esta complicación.

El calcio y la vitamina D no tan sólo son necesarios para el mantenimiento de la masa ósea, sino que, además, son fundamentales para la mineralización ósea. De hecho, el déficit de vitamina D es una de las causas más frecuentes de osteomalacia y el antecedente de intervenciones digestivas que cursan con malabsorción es uno de los procesos asociados más frecuentes. En este sentido, se han descrito varios casos de osteomalacia en individuos a los que se les realizó cirugía bariátrica, algunos de ellos tras varios años de haberse realizado la intervención. El aumento de la fosfatasa alcalina total u ósea y de los valores de PTH, así como la disminución en los valores séricos de calcio y fosfato y de los valores de 25(OH)D obligan a descartar este proceso. Además, es conveniente recordar que la osteomalacia puede cursar con un cuadro de dolor óseo generalizado, fracturas esqueléticas y disminución de los valores de DMO y confundirse, por tanto, con una osteoporosis.

Otro aspecto importante que debe recordarse es el hecho de que en las mujeres jóvenes existe un aumento de la fertilidad asociada a la pérdida de peso tras la cirugía, con el consiguiente aumento de probabilidad de embarazo. Por esto, es conveniente adoptar medidas preventivas en este grupo de población durante los primeros 12–18 meses tras la intervención, cuando se experimenta la mayor pérdida de peso corporal y se realizan los ajustes nutricionales.

Por todo esto, tal y como se ha comentado previamente, en estos pacientes es aconsejable la monitorización de los valores séricos de calcio, fosfato, fosfatasa alcalina, 25(OH)D y PTH, así como la determinación del calcio en orina en 24h. Esto último nos da una información indirecta sobre la absorción intestinal de calcio, ya que si es bajo (inferior a 50 mg/24h), indica que la ingesta o la absorción de este nutriente son deficientes. Además, estos pacientes deben seguir tratamiento con suplementos de calcio y vitamina D de forma continua. Algunos autores indican que el citrato cálcico, debido a que es más soluble que el carbonato cálcico cuando existe una disminución en la acidificación gástrica, sería probablemente el preparado de calcio más indicado; sin embargo, McMahon et al indican que se pueden utilizar otras sales cálcicas, como el carbonato cálcico, y aconsejan sustituirlo por citrato cálcico cuando exista una mala tolerancia o una absorción deficiente de calcio (valorada a través de la calciuria) durante el tratamiento. En pacientes con historia de litiasis renal por oxalato cálcico, el citrato cálcico también es la sal cálcica de elección.

En relación con la administración de vitamina D, los datos son variables y no existe un claro consenso en cuanto a las dosis y el preparado que debe utilizarse. Así, por ejemplo, la suplementación con 400 u 800 UI diarias de vitamina D no suele ser suficiente para normalizar los valores de PTH en este proceso. Sin embargo, en pacientes con cirugía malabsortiva, la administración semanal de 50.000 UI de colecalciferol o ergocalciferol ha demostrado eficacia. Por esto, algunos autores aconsejan administrar 50.000 UI de vitamina D por vía oral cada semana durante las primeras 8 semanas y posteriormente cada 2 semanas, y modificar esta periodicidad en función de las concentraciones séricas de 25(OH)D, con el objetivo de mantener unos valores séricos superiores a 32 ng/ml. Del mismo modo, la utilización de 400.000 UI de vitamina D por vía intramuscular y periodicidad bimensual también ha sido eficaz en pacientes con derivación biliopancreática. Todo esto indica que, en estos pacientes, el tipo de preparado, la dosis y la vía de administración deberán valorarse de forma individual en función de las concentraciones séricas de 25(OH)D y PTH, y del tipo de intervención. Es probable que otros metabolitos de la vitamina D, como el calcidiol, también sean eficaces en el tratamiento de este proceso.

Densidad mineral ósea y remodelado óseo.

Tras la práctica de cirugía bariátrica se observa un marcado aumento de los marcadores de remodelado óseo, con incrementos que oscilan entre el 39 y el 319% dependiendo del tipo de intervención, del marcador óseo y del tiempo de evolución. Así, por ejemplo, el aumento más marcado se ha observado en marcadores de resorción ósea como los telopéptidos aminoterminal y carboxiterminal del colágeno tipo i , con incrementos del orden del 319 y el 190%, respectivamente, a los 9 y 12 meses de la intervención, especialmente tras intervenciones con componente malabsortivo. Se ha indicado que el incremento que se observa en los marcadores de formación ósea, como la osteocalcina, suele ser de menor magnitud, del orden del 39% a los 12 meses; sin embargo, otros autores como Riedl et al describen un incremento del orden del 183% en este marcador al año de la intervención. Curiosamente, la fosfatasa alcalina ósea, un marcador de formación ósea sensible y específico, no suele aumentar tras la cirugía bariátrica. Este hecho podría, en teoría, conferir una especial utilidad en aquellos pacientes con sospecha de osteomalacia, ya que se trata de un marcador especialmente sensible en este proceso.

Además, el aumento de los marcadores óseos es persistente, de forma que tanto al año como a los 2 años de la intervención se observan incrementos superiores al 100% respecto al valor basal. Es interesante destacar que, si bien en algunos estudios también existe un aumento asociado de los valores de PTH, el incremento en los marcadores no parece estar claramente relacionado con este parámetro. De hecho, tras la práctica de cirugía restrictiva, en la que no suele observarse un aumento posterior de la PTH, también se describe un incremento de los marcadores de recambio óseo tras la intervención. Aunque la causa de este marcado aumento del remodelado óseo en este proceso no está aclarada, es probable que tenga un origen multifactorial. En este sentido, el cambio en el peso corporal es uno de los factores que guarda una mayor relación con el aumento de los marcadores del remodelado que se observa tras la cirugía bariátrica; este hecho confirmaría la importancia que tiene el efecto de la carga mecánica sobre el esqueleto en la regulación del remodelado óseo. Además, factores adicionales, como el déficit de calcio y vitamina D y el frecuente aumento secundario de PTH, es probable que contribuyan al aumento del remodelado óseo. Otros cambios hormonales que conlleva la disminución de grasa corporal y, por lo tanto, de las hormonas producidas por los adipocitos, la leptina y la adiponectina, o los que se producen en los péptidos intestinales tras la cirugía bariátrica, también podrían influir en este incremento del remodelado óseo.

La repercusión de este marcado aumento del recambio óseo es la reducción de la masa ósea y el desarrollo de fracturas en estos pacientes. Así, por ejemplo, tras la práctica de cirugía bariátrica se ha descrito una disminución de la DMO, especialmente del fémur proximal, del orden del 9% en el cuello del fémur y del 8% en el fémur total al año de la intervención. Si bien la fisiopatología de esta pérdida ósea no está totalmente aclarada, se ha indicado que tendrían un papel relevante el cambio del peso corporal o el aumento de los valores de PTH tras la cirugía. Es probable que la disminución del peso corporal, en sí misma, sea uno de los principales determinantes de la pérdida de masa ósea que se observa en estos pacientes. De hecho, la pérdida de peso es uno de los parámetros que mejor se ha relacionado con la evolución de la DMO tras la cirugía, especialmente en el fémur proximal, con resultados menos concordantes en la columna lumbar y el antebrazo; en estas 2 últimas localizaciones, o bien no se describen cambios significativos, o éstos son de menor magnitud. Además, la disminución de la DMO suele ser más marcada durante el primer año de la intervención, que es cuando se asiste a la mayor pérdida ponderal. Del mismo modo, la pérdida de peso en individuos obesos que siguen tratamiento dietético también se ha asociado a una disminución de la DMO en el fémur proximal. En este grupo de población, la pérdida de 9 kg de peso durante un período de 6 meses se asoció a una disminución de la DMO del 4,8%, y en mujeres que modifican sus estilos de vida y adelgazan una media de 3 kg de peso en 18 meses también se observa una mayor pérdida ósea que en las mujeres que no pierden peso.

Actualmente se desconoce el efecto que puede tener la disminución de la DMO y el aumento del recambio óseo en el desarrollo de fracturas en estos pacientes. Es interesante destacar que, contrariamente a lo que cabría esperar, un estudio reciente indica que los individuos con obesidad extrema presentan un mayor número de caídas y una mayor prevalencia de fracturas. Esto indica la necesidad de analizar la evolución de la DMO y el desarrollo de fracturas a largo plazo en este grupo de población. De hecho, algunos autores recomiendan monitorizar la DMO en individuos a los que se les realiza cirugía bariátrica. Sin embargo, un aspecto importante que debe tenerse en cuenta son las limitaciones que pueden tener las mediciones de DMO en este grupo de población. Así, por ejemplo, la mayoría de los equipos que se utilizan en la práctica clínica habitual no soportan el peso de individuos con obesidad mórbida, con lo que en muchas ocasiones su utilización se ve limitada a la exploración del antebrazo, que es una localización, como se ha indicado previamente, con escasa repercusión clínica en este proceso. Por otro lado, cuando se producen cambios muy marcados en el peso corporal, la precisión y exactitud en las mediciones de DMO disminuyen, y esto puede conducir a conclusiones erróneas.

Consideraciones sobre el tratamiento del trastorno metabólico óseo en individuos en los que se realiza cirugía bariátrica.

Actualmente, no existen datos que permitan recomendar un tratamiento concreto en aquellos pacientes que desarrollan una osteoporosis o fracturas tras este tipo de cirugía. Sin embargo, existen recomendaciones generales sobre la base de las características de este grupo de población. Así, por ejemplo, la reducción del tamaño del estómago tras la cirugía puede aumentar el riesgo de efectos secundarios asociados con algunos fármacos como los bifosfonatos, y las intervenciones mixtas pueden alterar su biodisponibilidad. Este hecho debe tenerse en cuenta cuando se administran fármacos por vía oral. Así, en el caso de los bifosfonatos orales se debe considerar no sólo la reducción de su absorción, sino también el mayor riesgo de efectos adversos, concretamente el de úlcera gastrointestinal. En estos casos, una posible aproximación terapéutica serían la calcitonina por vía intranasal o los bifosfonatos intravenosos, y en algunas circunstancias, cuando el riesgo de fractura es muy elevado, la teriparatida o la PTH (1–84); sin embargo, no existen estudios clínicos que lo demuestren. De hecho, el tratamiento con alendronato por vía oral se ha asociado a un aumento de la DMO en pacientes con osteoporosis y antecedentes de gastrectomía/bypass gástrico por cáncer de estómago. Además, es importante recordar que el tratamiento concomitante con dosis adecuadas de calcio y vitamina D es fundamental en este proceso; este hecho merece especial consideración cuando se plantea un tratamiento con bisfosfonatos por vía parenteral, ya que estos pacientes pueden desarrollar una hipocalcemia grave, especialmente si existe una patrona la cía. Por eso, es recomendable no iniciar tratamiento antiosteoporótico sin antes haber determinado los valores de vitamina D y descartado este trastorno óseo.

La cirugía bariátrica es un tratamiento eficaz para los pacientes con obesidad mórbida. Sin embargo, este tipo de tratamiento puede causar diversas complicaciones nutricionales y metabólicas, especialmente cuando se realizan intervenciones malabsortivas. Las alteraciones del metabolismo óseo, como el déficit de vitamina D, la malabsorción de calcio y el hiperparatiroidismo secundario, son frecuentes en este proceso, en el que, además, se produce un marcado aumento del remodelado óseo y una pérdida de la DMO tras la cirugía. La monitorización, el tratamiento y el control de los factores de riesgo en este grupo de población son fundamentales para prevenir estas complicaciones. Asimismo, son necesarios estudios que analicen la evolución y las complicaciones óseas de estos pacientes a largo plazo.

Conclusiones.

Recomendamos la evaluación de masa ósea precirugía.

En los pacientes sometidos a técnicas malabsortivas (bypass gástrico en Y de Roux. Banda gástrica. Derivación Biliopancreática) recomendamos la realización de DXA anual/bianual hasta la estabilización de masa ósea

La cirugía bariátrica produce un aumento en la reabsorción y disminución de la formación ósea, que es mayor que el producido tras la pérdida de peso mediante tratamiento médico y puede variar según la técnica quirúrgica empleada. Las pacientes posmenopaúsicas tienen mayor riesgo de pérdida ósea y requieren una vigilancia más estrecha.

Se desconoce el riesgo real de fractura en estos pacientes, aunque en las predicciones de riesgo mediante el algoritmo FRAX parece no ser alto. Antes de la cirugía, se recomienda mantener una ingesta de calcio similar a la población general y normalizar las cifras de vitamina D. Tras la cirugía, recomendamos dar suplementos de calcio y vitamina D de rutina cuando se hayan realizado técnicas malabsortivas.

En caso de osteoporosis, sugerimos seguir las recomendaciones de las guías de práctica clínica habitual, corrigiendo previamente el déficit de calcio y vitamina D para evitar episodios de hipocalcemia severa

Para el tratamiento del déficit de vitamina D sugerimos emplear calcifediol (25 OH D) 50.000 UI (hidroferol 0,266 mcgr medio vial) 1-3 veces en semana. En casos severos pueden ser preciso administrar esta misma dosis de forma diaria o administrar calcitriol.

Tras la cirugía se recomienda iniciar suplementos de calcio y vitamina D de rutina cuando se hayan realizado técnicas malabsortivas, ajustando la dosificación según las determinaciones bioquímicas. El citrato cálcico es preferible al carbonato por su mayor biodisponibilidad y mejor eficacia en la normalización de marcadores óseos. Además, es metabolizado a bicarbonato que tiene un efecto neutralizante en orina reduciendo el riesgo de nefrolitiasis. El empleo de 50.000 UI semanales de vitamina D además de un suplemento diario de 800 UI+1.500 mg de citrato de calcio ha demostrado reducir la pérdida ósea tras bypass gástrico. No existen datos suficientes para indicar la suplementación rutinaria de magnesio fuera de la incluida en el complejo multivitamínico empleado de forma habitual.

En el tratamiento de la osteoporosis con bifosfonatos hay que tener en cuenta la posible intolerancia oral y el riesgo de úlcera de la boca anastomótica; en estos casos se sugiere el empleo de formulaciones intravenosas u otras alternativas terapéuticas como denosumab.

Capítulo 2. Enfermedad celíaca.

La densidad mineral ósea (DMO) representa el primer criterio diagnóstico de la osteoporosis, una enfermedad metabólica esquelética definida además por deterioro de la microarquitectura ósea, mayor fragilidad ósea y susceptibilidad a padecer fracturas. La disponibilidad de la densitometría mineral ósea como técnica diagnóstica no invasiva ha permitido asociar esta osteopatía con la enfermedad celíaca (EC) hace relativamente pocos años. En contraste, la asociación entre osteomalacia infantil y EC es conocida desde las primeras descripciones de ésta última enfermedad, incluso desde antes de conocer el origen y tratamiento de la propia EC. La osteomalacia es una enfermedad caracterizada por baja DMO, marcadas deformidades óseas y raquitismo, que raramente supone la presentación inicial de la EC. En los pacientes adultos las alteraciones en la mineralización ósea, osteopenia u osteoporosis, constituyen una de las complicaciones más frecuentes de la EC, pudiendo afectar hasta el 75% de los pacientes en algunas series, y con una prevalencia entre celíacos doble a la de la población no afecta de su mismo rango de edad. A pesar de ésto y de la multitud de estudios al respecto no se han llegado a describir exactamente el modo en que la EC, una trastorno primariamente digestivo, puede afectar al metabolismo óseo.La EC es una enfermedad de elevada prevalencia que afecta a en torno al 1% de la población mundial en base a estudios de cribado mediante serología. La mayoría de los pacientes que padecen EC no están actualmente diagnósticados, siendo las mujeres diagnosticada más frecuentemente que los hombres. Muchos de los actuales pacientes con EC han padecido síntomas durante años antes del diagnóstico, habiendo estado expuestos a sus consecuencias. Por otro lado, la osteoporosis presenta unas características similares a la EC en cuanto a su frecuencia e infradiagnóstico. Se ha hipotetizado que la EC podría explicar parte del gran "cajón desastre" que representa la osteoporosis idiopática. Por tanto, un alto indice de sospecha entre los profesionales sanitarios que tratan ambas enfermedades (EC y osteoporosis) mediante su mejor conocimiento podría sacar a la luz muchos casos ocultos, con el beneficio de un tratamiento certero y precoz. La EC de por sí supone un importante deterioro de la calidad de vida, que se agrava por la presencia de osteoporosis y su manifestación clínica en forma de fracturas. Todo ello constituye una razón para mantener una actitud intervencionista tratando de prevenir su aparición y/o aminorar sus consecuencias.

Osteoporosis: Definición y conceptos generales.

La osteoporosis es la enfermedad metabólica ósea más frecuente; conlleva disminución de la masa ósea y es responsable de la mayor parte de las fracturas producidas en mayores de 50 años; se estima que 1 de cada 3 mujeres de Europa y Estados Unidos, mayores de 50 años sufrirá una fractura osteoporótica a lo largo de su vida. Aunque la DMO se considera el determinante principal para padecer osteoporosis, existen factores adicionales que condicionan la fragilidad del hueso, y que en los últimos años se han englobado bajo el concepto de "calidad ósea". Entre ellos están la microarquitectura, el grado de recambio, el acumulo de lesiones o microfracturas y el grado de mineralización ósea. La Organización Mundial de la Salud establece los diferentes grados de baja masa ósea, en base a las mediciones mediante densitometría ósea en cualquier región esquelética para mujeres de raza blanca. De este modo, establece osteoporosis cuando los valores de masa ósea se sitúan por debajo de -2.5 desviaciones estándar (DE) del pico de masa ósea (esto es, el máximo valor de DMO alcanzado por un adulto), y osteopenia como aquellos valores situados entre -1 DE y -2,5 DE. La osteoporosis establecida o grave es aquella en la que presenta una DMO inferior a -2,5 DE y existe además ya una fractura por fragilidad. Los resultados de las mediciones de DMO son expresados en términos de T-*score*, que es el número de desviaciones estándar que la medición de DMO difiere de la densidad ósea medida en población joven ("pico" de DMO). Otra forma de mostrar los resultados es el Z-*score*, que se obtiene al comparar la medición de DMO con valores de referencia de sujetos de igual sexo y edad, se recomienda por algunas guías para varones y mujeres premenopáusicas.

Prevalencia de osteoporosis entre los pacientes celíacos

Se estima que en el momento del diagnóstico de la EC infantil, un tercio de los niños presentarían osteoporosis, un tercio osteopenia y únicamente el tercio restante tendrían conservada la DMO. En todo caso, una vez instaurada la DSG, la mayoría de los niños celíacos recuperan su curva de crecimiento estaturo-ponderal y aceleran el ritmo de mineralización ósea, de manera que en el momento de finalizar el crecimiento óseo la mayoría ha alcanzado un pico de masa ósea normal. El problema principal se plantea en el caso de la que la EC sea diagnosticada en la edad adulta, una vez finalizado el crecimiento óseo y alcanzado el pico de masa ósea. Entre estos últimos pacientes, la prevalencia de osteoporosis es de al menos el doble a la de la población no afecta de su mismo rango de edad. Incluso más de la mitad de los pacientes celíacos con marcadores serológicos positivos y asintomáticos desde el punto de vista digestivo, pueden presentar una afectación ósea en el momento del diagnóstico, y aún aquellos sin atrofia vellositaria, esto es, con estadíos 1 y 2 de la clasificación de Marsh-Oberhuber para el grado de lesión duodenal. Los estudios de prevalencia de pérdida de masa ósea realizados entre pacientes con EC describen frecuencias ampliamente variables; Valdimarsson y colaboradores desarrollaron un estudio prospectivo sobre 63 pacientes adultos, observando una prevalencia de osteoporosis del 22% en antebrazo, del 18% en cadera y del 15% en zona lumbar (estimada en función del Z-*score*). Bardella y colaboradores únicamente observaron baja DMO entre aquellas mujeres diagnosticas de EC durante la edad adulta. Meyer y colaboradores encontraron baja densidad mineral ósea en la columna lumbar en el 38%, y en la cadera en el 44%, de los pacientes celíacos adultos analizados. La amplia variabilidad en la frecuencia de baja DMO en estos estudios podría explicarse por diversos factores, incluyendo los criterios de diagnóstico de osteoporosis (considerar T o Z-score), el método de medición, la localización del esqueleto donde se lleva a cabo la misma, la selección de los pacientes y su estudio antes o después de iniciar la DSG. En todo caso, los datos disponibles en conjunto corroboran un claro aumento de prevalencia de baja DMO entre los pacientes celíacos sobre la población general, que globalmente oscila en torno al 40%. La baja DMO se ha demostrado tanto en pacientes con clínica clásica, en casos subclínicos, y también en pacientes asintomáticos. Paradójicamente, se ha observado incluso mayor afectación entre los pacientes sin clínica digestiva que entre aquellos con síntomas clásicos. Por tanto, el tipo de síntomas de la EC no parece predecir la existencia de baja DMO, motivo por el cuál se han tratado de identificar otros factores determinantes. La osteoporosis constituye por tanto una complicación frecuente de la EC, lo que ha planteado la conveniencia de la realización o no de cribado de EC entre aquellos pacientes con osteoporosis idiopática. Aunque no existe acuerdo definitivo, la opinión de mayor peso apuesta por realizarlo, ya que la frecuencia de EC es 10 veces superior a la esperada entre pacientes con osteoporosis; de hecho, una frecuencia similar de EC entre los diabéticos tipo 1 ya justifica el cribado universal entre los últimos. Además el cribado de EC mediante anticuerpos específicos en pacientes con OS ha permitido diagnosticar entre 4 y 17 veces más celiacos. Aquellos estudios cuyos resultados se oponían al cribado de EC entre pacientes con OS pueden cuestionarse por el empleo de anticuerpos de baja sensibilidad; de hecho Legroux-Gérot y colaboradores determinaban anticuerpos anti-gliadina y únicamente en aquellos con títulos positivos se determinaba anti-transglutaminasa tisular (AAtTG), una estrategia que infradiagnostica EC. Este mismo estudio estableció el umbral de positividad para AAtTG en 50 U/mL, muy por encima de las 2 U/mL actualmente recomendadas para el diagnóstico de adultos. Otros estudios adolecen de similares limitaciones: Mather determinó anticuerpos antiendomisio, Lindh antigliadina, y el umbral de positividad para AAtTG en el trabajo de Laadhar se situó en 10 U/mml.

Etiopatogenia de la baja DMO en la EC.

Los mecanismos patogénicos subyacentes a la enfermedad metabólica ósea en pacientes con EC no han sido completamente dilucidados. El origen de la osteoporosis en la EC ha sido relacionado clásicamente con la malabsorción producida por la atrofia vellositaria intestinal, y la deficiente absorción de calcio y de vitamina D, así como con un hiperparatirodismo secundario. Un bajo consumo de productos lácteos, el no haber alcanzado nunca el pico de masa ósea máxima teórica, el mayor grado de lesión duodenal y el más prolongado retraso diagnóstico también han sido directamente relacionados con el origen de la baja DMO en los pacientes celíacos. Conocemos que el déficit de vitamina D es común entre pacientes con EC, en los que además no existen alteraciones en la expresión de los receptores de vitamina D, ni mayor número de mutaciones genéticas del receptor que interfieran con el metabolismo de esta vitamina. La restricción de la ingesta de leche puede agudizar el déficit de vitamina D; así la coincidencia de intolerancia a la lactosa es frecuente entre los pacientes celíacos, estimándose en un 10%, pero pudiendo aumenta hasta el 50% en presencia de síntomas evidentes de malabsorción. Sin embargo, no debemos olvidar que el aporte dietético de vitamina D únicamente suple el 5-10% de los requerimientos, debiendo el resto ser obtenido de la exposición solar. Aún así, en los estudios desarrollados en celíacos no se observa clara asociación entre niveles de vitamina D y afectación ósea, como tampoco en otras enfermedades intestinales, como en la enfermedad inflamatoria intestinal. Diversos autores han propuesto que otros déficits en vitaminas liposolubles (A, K y E) e incluso hidrosolubles (C, B12, ácido fólico y B6), o en minerales (como hierro, calcio, fósforo, cobre, zinc, boro, flúor), todos ellos necesarios para un metabolismo óseo normal también resultarían de la malabsorción intestinal que presentarían los pacientes celíacos. El hiperparatiroidismo es otro de lo factores que han sido implicados. Incluso en pacientes con niveles séricos normales de vitamina D, niveles elevados de PTH se han relacionado con pérdida de masa ósea. De hecho, pacientes celíacos en tratamiento con DSG presentan con frecuencia niveles séricos de PTH elevados. Otro factor hormonal implicado es el descenso en los niveles de IGF-1 (somatomedina C) en los pacientes con menor masa ósea, habiéndose relacionado con niveles disminuidos de zinc, que se normalizaron tras la introducción de la DSG.Pese a todo lo expuesto, esta teoría malabsortiva por sí misma no se ha podido corroborar en los estudios llevados a cabo, mientras que la compleja regulación del recambio óseo y el efecto de los múltiples factores nutricionales implicados, así como los resultados discordantes de diversos estudios han hecho que se planteen nuevas hipótesis para el origen de la osteoporosis en la EC, como la que relaciona la baja DMO con la presencia de inflamación crónica. De hecho, una función menos conocida de la vitamina D es su papel en la activación de los linfocitos T, que mantienen la integridad de la inmunidad mucosa intestinal evitando la infección y regulando las uniones entre proteínas. Por este motivo, desde hace tiempo su déficit se ha considerado un factor desencadenante de enfermedades autoinmunes e inflamatorias.La inflamación crónica determina alteraciones en el metabolismo óseo a través de distintas citoquinas proinflamatorias, como el factor de necrosis tumoral alfa (TNF-α), interleuquinas (IL)-1beta, IL-6 o interferón gamma. Citoquinas relacionadas con el TNF son el receptor activador de factor nuclear kappa B (*Receptor Activator for Nuclear Factor κ*

B, o RANK), su ligando (RANKL) y la osteopreotegerina (OPG). RANKL es una molécula esencial en la regulación del metabolismo óseo cuya expresión génica se induce tras la activación de los linfocitos T y es secretada por estas células. Se ha demostrado que es un factor de supervivencia cuya función principal es la activación de los osteoclastos, células implicadas en la resorción ósea, promoviendo la resorción de tejido óseo. La superproducción de RANKL está implicada en gran variedad de enfermedades degenerativas del tejido óseo, como la artritis reumatoide o la artritis psoriásica, mientras que la inactivación del gen RANKL en ratones determina una severa osteopetrosis provocada por un gran déficit de osteoclastos. Por contra, OPG (osteoprotegerina, *"para proteger el hueso"*), es una proteína inhibidora de la osteoclastogénesis, que actúa como un receptor señuelo homólogo a RANK, que se une al ligando RANKL, y neutraliza así su acción. La producción de OPG es estimulada *in vivo* por los estrógenos y el fármaco antirresortivo ranelato de estroncio. IL-6 favorece la expresión de ambos RANKL OPG y estimula tanto la formación de osteoblastos como la resorción ósea. Los niveles séricos de RANKL y OPG están elevados en pacintes con EC, por lo que más importante que los propios niveles de estas citoquinas es la relación relativa establecida entre ellas; de este modo, un desbalance en el ratio OPG/RANKL se ha relacionado con un recambio óseo alterado en pacientes con distintas patologías, incluyendo la osteodistrofia renal, artritis reumatoide, enfermedad de

Cushing o cirrosis biliar primaria. El ratio OPG/RANKL se relaciona directamente con los niveles séricos de IL-6 y la masa ósea lumbar. Así, mujeres celíacas adultas presentan un ratio OPG/RANKL significativamente inferior a los controles a pesar de mantener una DSG, lo que se correlaciona con una menor DMO a nivel lumbar. Aunque la función de los niveles elevados de OPG entre los celíacos no ha sido completamente aclarada, las pruebas disponibles sugieren que se trata de un mecanismo protector frente a otros factores promotores de daño óseo. Los mecanismos descritos activadores directos de la osteoclastogénesis y de la consiguiente pérdida de masa ósea han sido reconocidos de manera reciente como posibles contribuidores a la osteoporosis entre los pacientes con distintas enfermedades digestivas. De hecho, los pacientes con EC y enfermedad inflamatoria intestinal presentan perfiles similares en la expresión de citoquinas reguladoras del metabolismo óseo.Finalmente, en la etiología de la osteoporosis en la EC se mantienen, por supuesto, aquellos factores comunes para el resto de la población (antecedentes familiares, edad, menopausia, actividad física, tabaco,..) y otros específicos como la influencia genética, deficiencias de vitaminas ya comentadas, alteraciones hormonales y el proceso inflamatorio en sí mismo. Sin embargo, los años de exposición al gluten de la dieta antes del diagnóstico no parecen influir de manera relevante sobre la DMO, como tampoco la menopausia precoz. Ciertos estudios describen una relación inversa entre los años de DSG y la ingesta de calcio. Existen pocos datos con respecto a la influencia del sexo del paciente sobre la DMO, pero la mayoría de estudios no muestran diferencias al respecto. Otro factor relacionado con un peor estado óseo es un bajo índice de masa corporal (IMC). Los pacientes con persistencia de atrofia vellositaria a pesar de un correcto cumplimiento de la DSG (EC refractaria) constituyen un grupo especialmente susceptible a padecer osteoporosis, con una prevalencia del 58% frente al 22% descrita entre aquellos respondedores a la DSG.

Diagnóstico de baja densidad mineral ósea en la EC.

En todo paciente con sospecha clínica de osteoporosis se debe realizar una correcta anamnesis y exploración física, con el fin de identificar otros factores de riesgo para la misma, y/o sus consecuencias. En cuanto a las exploraciones complementarias, la radiografía convencional no ha demostrado ser un método sensible ni específico para valorar los cambios de masa ósea, por lo que el estudio de la osteoporosis debe ser realizado mediante una densitometría mineral ósea. En el caso de la EC, se ha sugerido que en todos los pacientes con diagnóstico en la edad adulta ser debería realizar una densitometría ósea, al tratarse de un método diagnóstico simple y no invasivo, con una gran precisión (el margen de error se estima en tan sólo un 5-6%). Su mayor beneficio sería determinar si existe osteoporosis y su grado de afectación, para planificar un esquema terapéutico. Sin embargo, algunos estudios, basándose en el bajo riesgo de fractura ósea que presentan los sujetos celíacos, han cuestionado el estudio rutinario de los pacientes celíacos mediante densitometría, por considerarlo de baja rentabilidad. Otros autores plantean la realización de densitometría únicamente en enfermos con clínica digestiva, a pesar de que ésta no constituye un factor condicionante de mayor riesgo. De hecho, pacientes celíacos sin síntomas digestivos pueden mostrar baja DMO, que aumenta tras introducir la DSG. Estudios recientes proponen la realización de estudios densitométricos en aquellos pacientes celíacos diagnosticados en la edad adulta que presentan atrofia vellositaria en las biopsias duodenales y/o datos analíticos de desnutrición, con independencia de sus síntomas. Otra cuestión planteada en la literatura es el mejor momento para realizar una densitometía en el paciente celíaco, bien en el momento del diagnóstico de la enfermedad, o tras un tiempo de tratamiento mediante DSG. De hecho en los niños celíacos se ha documentado una gran capacidad de recuperación ósea tras DSG, por lo que no parecen necesarios más estudios hasta concluir su periodo de crecimiento. En todo caso, el principal beneficio de la realización de una DMO se obtendría cuando de sus resultados se derivase la instauración de un tratamiento diferente a la simple DSG. Al estar el desarrollo de osteoporosis determinado por múltiples factores de riesgo, es conveniente identificar aquellos más relevantes, o utilizar una puntuación o *score* para el riesgo de fractura a 10 años. Los marcadores de remodelado óseo (como el telopétido n-amino-terminal del procolágeno 1, la hidroxiprolina, o la fosfatasa alcalina ósea) proporcionan información adicional y complementaria al estudio mediante densitometría sobre la dinámica del recambio óseo; los pacientes celíacos con osteoporosis presentan niveles superiores en estos marcadores que los de aquellos celíacos con DMO normal. Sin embargo, la utilidad de su determinación en el diagnóstico de osteopatías es limitada, por lo que no se recomienda su determinación sistemática en la evaluación del paciente con osteoporosis.

Riesgo de fractura ósea en la EC.

Como consecuencia de la mayor prevalencia de osteoporosis, los pacientes celiacos presentan un elevado riesgo de fractura, estimado entre 3,5 a 7 veces superior al de la población de su misma edad y sexo no afecta. Y hasta uno de cada cuatro celíacos adultos tienen historia de fracturas establecidas, lo que supone un importante deterioro de la calidad de vida. Como en otros aspectos de la relación entre EC y osteoporosis, la cuantificación del riesgo de fractura por distintos estudios ha arrojado resultados dispares. Estas discordancias proceden en gran medida del modo en el que se recogieron los datos, procedentes principalmente de informes de fracturas, cuestionarios, o de ingresos hospitalarios. Así, es posible que la prevalencia de fracturas (vertebrales, de cadera, y todas en general) entre la población celíaca esté infravalorada. Uno de los problemas comunes de estos estudios de riesgo de fractura es que carecen de una correcta valoración morfométrica de la columna vertebral, lo que infraestima las fracturas a dicho nivel, o bien no se desarrollan mediante encuestas o métodos validados, como el índice FRAX® (*Fracture Risk Assessment Tool*) propuesto por la Organización Mundial de la Salud. Hasta la fecha, 9 estudios publicados y un metanálisis han estimado la incidencia o prevalencia de fractura ósea en la población celíaca adulta. Su metodología dispar, las variaciones en el momento de la determinación de OS y los criterios diagnósticos para EC variables determinan que sus resultados sean bastante discordantes. Un estudio desarrollado en Argentina sobre 165 pacientes celíacos determinó retrospectivamente entre ellos una prevalencia de fracturas periféricas más de 3 veces superior a la presente en los controles. Este mismo estudio mostró una que la mayor prevalencia de fracturas a nivel lumbar estaba únicamente presente en aquellos pacientes con "síntomas clásicos" de EC. Un estudio retrospectivo en Inglaterra demostró que un 21,3% de los pacientes celíacos presentaban historia de fractura, frente al 2,7% de los controles no celíacos, una diferencia estadísticamente muy significativa cuantificada en un riesgo relativo (RR) de 7,099. En contaste, otros estudios en la misma región geográfica incluyendo un importante número de pacientes no encontraron diferencias significativas. Dos estudios adicionales europeos, el primero con un amplio número de pacientes incluidos describieron un discreto aumento del riesgo de fractura: En el primero realizado en Suecia sobre 13.000 pacientes y 65.000 controles se observó un aumento de riesgo del 2,1% (IC 95%: 1,8-2,4) para fractura de cadera y de 1,4% (IC 95 %: 1,3-1,5) para cualquier tipo de fractura entre los celíacos. Un reciente estudio realizado en España sobre celíacos adultos en el momento del diagnóstico que empleó la herramienta FRAX® para estimar el riesgo de fractura a 10 años, mostró un riesgo de fractura moderado entre aquellos pacientes con atrofia vellositaria duodenal (estadio Marsh III), que fue 3,5 veces superior al de los pacientes sin atrofia vellositaria (estadios Marsh I o II). Finalmente, el metanálisis realizado por Olmos y colaboradores que incluyó 21.000 pacientes celíacos y cerca de 100.000 controles confirmó un aumento del 43% en la prevalencia de fracturas entre los celíacos (8,7% frente a 6,1%).

Tratamiento de la baja densidad mineral ósea en los pacientes con EC.

El primer tratamiento para la osteoporosis en la EC lo constituye la propia DSG: existen multitud de estudios que demuestran su efecto sobre la densidad ósea y la absorción de calcio. La mayor ganancia de masa ósea descrita en estos estudios se establece en el primer año: la DSG conduce a un 5% de incremento de masa ósea tras un año de su instauración, aunque sin llegar a normalizarse. En condiciones de práctica clínica, el grado de cumplimiento de la DSG también determina la recuperación de la masa ósea, que de manera general este cumplimiento se ha estimado en torno al 30%. Además, el grado de recuperación es mayor entre los pacientes celíacos jóvenes que entre los adultos, lo que se explica en gran parte por el hecho de que el 97% de la masa ósea se gana en las dos primeras décadas de vida y pasado este tiempo es complicada la recuperación plena. La pérdida de DMO asociada con la EC infantil responde a la DSG de forma continuada y progresiva, con una restauración prácticamente total, al cabo de unos 2 años de tratamiento. Cuanto más temprana sea la edad de instauración de la DSG, tanto mejor y mucho más rápida será la respuesta alcanzada. De hecho, se ha estimado que únicamente se observaría un aumento de DMO en el caso de que la DSG se instaure antes de los 25 años de edad. Hasta tal punto es importante la correcta DSG para el metabolismo óseo que la falta de mejoría de la DMO tras su introducción se ha relacionado con la persistencia de lesión duodenal. Además de la DSG, y aplicando la Declaración de consenso sobre tratamiento de la osteoporosis, se debe asegurar una ingesta diaria adecuada de calcio y de vitamina D como un factor crítico para la adquisición de masa ósea y su mantenimiento. En los pacientes celiacos adultos no tratados se ha demostrado una absorción de calcio reducida en un 45%, seguida por una mejora del 52% tras 6 meses de seguimiento de DSG. En cuanto a la vitamina D, en el momento del diagnóstico, menos del 5% de los celíacos adultos españoles podrían presentar niveles séricos normales. Se recomienda garantizar una ingesta de entre 1.200 y 1.500 mg de calcio y de 400 UI de vitamina D al día, y como en cualquier otra forma de osteoporosis, se debe suplementar de manera farmacológica. La adherencia al tratamiento farmacológico, al igual que para la DSG, se revela como un aspecto crucial, por lo cual es necesario mantener la motivación del paciente; de hecho, el tratamiento con calcio y vitamina D es el más frecuentemente abandonado entre estos pacientes al tener que tomarlo a diario, mientras que la terapia hormonal y bifosfonatos (de administración semanal, mensual o anual) suelen cumplirse correctamente. El tratamiento farmacológico se indicaría para aquellos pacientes en los que no se consiguen los objetivos de recuperación de masa ósea, y no diferiría del de la osteoporosis de otras causas, recomendando una primera línea tratamiento con bifosfonatos. Sin embargo, carecemos de datos en la literatura de su efecto concreto en la osteoporosis asociada a EC. La EC se ha asociado a baja DMO desde las primeras descripciones. La presencia de osteomalacia en niños celíacos es excepcional en la actualidad, pero no así la presencia de osteoporosis y osteopenia, que aparece en el 40% de los pacientes diagnosticados en su edad adulta, y condiciona un aumento variable en el riesgo de fractura ósea y condiciona una peor calidad de vida. Los cambios en la epidemiología de la EC hacen más relevante el cribado de baja DMO entre los celíacos adultos. Entre ellos, podrían obtener un mayor beneficio del estudio mediante densitometría los sujetos con atrofia vellositaria o con datos de malnutrición en el momento del diagnóstico de EC. La dieta sin gluten constituye también la base del tratamiento de la baja DMO entre los celíacos, siendo suficiente en los pacientes más jóvenes, pero debiendo suplementarse con calcio y vitamina D en los adultos con masa ósea reducida. Aunque carecemos de estudios específicos, el tratamiento con bifosfonatos constituiría también un tratamiento de primera línea en los celíacos adultos con osteoporosis.

Conclusiones.

Recomendamos realizar una valoración de la masa ósea y de la presencia de fracturas en la presentación típica de la enfermedad celiaca (EC) en adultos.

En la enfermedad con presentación atípica o silente recomendamos realizar una valoración de la masa ósea y del riesgo de fractura según los criterios de la población general con especial atención a aquellos con mala adherencia a la dieta sin gluten, con bajo peso (IMC<20 kg/m2), pérdida de peso >10% y mayores de 70 años

Recomendamos determinar los valores de vitamina D, PTH y calcio en cualquier forma de presentación.

No recomendamos realizar un cribado para EC en pacientes con osteoporosis.La EC ocasiona deterioro de la masa ósea. La osteoporosis aparece fundamentalmente en la presentación típica o en los pacientes que presentan mala adherencia al tratamiento. Es controvertido si su prevalencia está aumentada en las presentaciones atípicas o silentes. El incremento del riesgo relativo de fracturas se ha estimado que es del 43% para la enfermedad sintomática mientras que no varía significativamente para la presentación atípica o silente con respecto a la población general.A pesar de la elevada prevalencia de la EC, entre el 0,3-1% de la población, y que la mayoría de los casos permanecen sin diagnosticar no se recomienda el cribado de EC en pacientes con osteoporosis. No hay un acuerdo sobre el proceso patogénico, aunque se considera que intervienen dos vías. La malabsorción de nutrientes predomina en la EC sintomática mientras que en la EC asintomática y silente predomina la producción de citoquinas proinflamatorias. En ambas existe una malabsorción de calcio. Además, existen datos que asocian la baja densidad ósea de la EC con predisposición genética, con disminución de IGF-1 y con la existencia de autoanticuerpos contra la osteoprotegerina.

En paciente con EC diagnosticada en la infancia, recomendamos una dieta libre en gluten ya que si esta se realiza con buena adherencia no precisa otro tratamiento o seguimiento específico para la prevención de la osteoporosis.

En pacientes diagnosticados en la edad adulta se sugiere suplementar la alimentación libre en gluten con vitamina D y calcio según las recomendaciones generales, ajustándolas según el grado de malabsorción.

En caso de ser necesario el tratamiento anticatabólico, se recomienda iniciar este tras completar 1 año con dieta libre en gluten.

Se recomienda seguir las indicaciones generales para la prescripción de fármacos para la osteoporosis en la EC.

Se recomienda vigilar el desarrollo de hipocalcemia si se realiza tratamiento con bisfosfonatos, sobre todo en sujetos con mala adherencia a la dieta.

Cuando la EC es diagnosticada en la infancia, la dieta libre de gluten es el único tratamiento necesario y con una buena adherencia se logra una masa ósea normal. En los adultos, la dieta libre de gluten es la base del tratamiento y mejora la densidad mineral ósea (5% el primer año de forma general y hasta el 7% a los 2-3 años) incluso en pacientes sin recuperación total de la mucosa, aunque existen estudios que muestran que la dieta sola no consigue la normalización de la masa ósea en la totalidad de sujetos y que se mantiene incrementado el riesgo de fractura. No existen estudios aleatorizados que permitan establecer la eficacia de los tratamientos habituales en osteoporosis en pacientes con enfermedad celiaca por lo que se asume que en cuanto a tratamiento deben seguirse las recomendaciones de la población general.

Capítulo 3. Enfermedad inflamatoria intestinal.

La colitis ulcerosa y la enfermedad de Crohn constituyen los principales exponenentes de la enfermedad inflamatoria intestinal (EII). La osteoporosis es una complicación bien conocida de la EII, presentando una etiología multifactorial, aunque la importancia del papel del proceso inflamatorio en sí parece ser cada vez mayor. El fin de este capítulo es revisar los datos existentes en cuanto al metabolismo mineral óseo en estos pacientes, tanto en relación a la prevalencia de la pérdida de masa ósea como la situación de los marcadores de recambio óseo, los factores implicados, así como del riesgo de fractura. De este modo, se pretende aportar luz sobre la importancia de la osteoporosis en la EII.

La enfermedad inflamatoria intestinal (EII) comprende fundamentalmente dos procesos: la colitis ulcerosa (CU) y la enfermedad de Crohn (EC). Aunque tienden a considerarse de forma conjunta, ambos trastornos, de patogenia aún desconocida, poseen características clínicas e histológicas distintivas. El objetivo del presente capítulo es realizar una revisión de la literatura de los conocimientos actuales respecto al metabolismo mineral óseo en los pacientes con EII.

La CU se trata de un proceso inflamatorio no transmural y recurrente que se limita al colon, pudiendo manifestarse en forma de proctitis, colitis izquierda o pancolitis. Los pacientes típicamente presentan diarrea sanguinolenta (frecuentemente por la noche y postprandial), acompañada de pus, moco o ambos, junto con dolor abdominal tipo cólico, siendo la sintomatología grave más infrecuente en la colitis izquierda y la proctitis. El diagnóstico es clínico y es confirmado mediante los hallazgos endoscópicos e histológicos.

La EC es un proceso inflamatorio transmural y recurrente de la mucosa gastrointestinal, que puede afectar a cualquier parte del tracto digestivo, desde la boca hasta el ano. Las presentaciones típicas incluyen la afectación segmentaria del tracto gastrointestinal, con áreas de intestino sano entre segmentos afectos, así como el desarrollo de complicaciones evolutivas entre las que se incluyen fístulas, abscesos y estenosis. Su diagnóstico se basa en la combinación de datos clínicos, analíticos, radiológicos, endoscópicos y anatomopatológicos.

La osteoporosis es una complicación bien conocida de la EII en general. La presencia de desmineralización ósea y de osteoporosis en la EII fue comunicada por primera vez por Genant et al en 1976. En estudios transversales se ha cifrado la prevalencia de baja masa ósea en el 30% de los pacientes. En general, la DMO media sería un 10% menor que en la población general, pero, puesto que se trata de entidades distintas, parece razonable intentar hacer una valoración diferencial.

Densidad mineral ósea en la EII

Son numerosos los estudios que han permitido documentar la presencia de una pérdida de masa ósea que oscila entre el 18 y el 42%. La amplia variabilidad en los resultados obtenidos en estos estudios podría estar influenciada por diversos factores, incluyendo los criterios utilizados para el diagnóstico, el método y la localización del esqueleto donde se llevan a cabo las mediciones y la selección de los pacientes, entre otros. No obstante, estos datos han venido a poner de manifiesto que los pacientes con EII tienen una menor masa ósea cuando se comparan con una población de controles sanos.

La pérdida de masa ósea parece ser más acusada en la EC que en la CU. Un estudio transversal encontró una reducción del 7,3% de la DMO media en los enfermos de Crohn en relación con enfermos con CU y sujetos sanos. Otro encontró una prevalencia de osteoporosis en la EC del 59% frente al 43% en la CU. Sin embargo, en el estudio de Ardizzone S et al, a pesar de encontrar una prevalencia de osteopenia del 55% y de osteoporosis del 37% en la EC, frente al 67% de osteopenia y el 18% de osteoporosis, respectivamente, en la CU, las diferencias no fueron estadísticamente significativas. Lo mismo sucede en otros estudios, incluso hay algún grupo que ha comunicado lo contrario. Por otro lado, aunque los hombres y las mujeres se ven afectados por igual, la alteración puede llegar a ser más grave en los varones; además, aunque no se ha podido encontrar una relación entre la intensidad de la pérdida de masa ósea y la duración de la enfermedad, la afectación yeyunal y la resección ileal pueden comportar un mayor riesgo.

Marcadores de recambio óseo en la EII.

Los estudios existentes en relación a los niveles de marcadores de recambio óseo en la EII, tanto de formación como de resorción, no han aportado resultados concluyentes sobre si aquéllos se encuentran alterados con respecto a la población sana o no. Esta confusión se debe, en parte, a lo heterogéneo de los estudios, muchos de ellos de carácter transversal, con enfermos unos en fase activa y otros inactiva, no siempre comparando con controles sanos, y con diferentes tratamientos, como los glucocorticosteroides (GC) o inmunosupresores, que pueden tener una influencia sobre los marcadores de metabolismo mineral superior a la provocada por la propia enfermedad. Además, no hay uniformidad en los marcadores de formación y recambio óseos medidos.

En el estudio de Gilman et al, con 47 pacientes con EC, 26 con CU y sus respectivos controles sanos, se encontró un aumento significativo de la fosfatasa alcalina ósea (BALP) en suero, y del telopéptido aminoterminal del colágeno tipo I (NTX) en orina, en los enfermos de EII frente a los controles sanos, mientras que los niveles de osteocalcina (OC) se encontraron disminuidos significativamente. En otro estudio, Pollak et al encontraron, en 63 pacientes con EC y 41 con CU, niveles bajos de OC en el 7% de los pacientes, mientras que los de NTX se encontraban elevados en el 25% de los enfermos. Otro grupo, en un total de 72 pacientes con EII, encontró un descenso de los niveles de OC y una elevación de los de NTX, correlacionándose, estos últimos, de forma negativa, con la masa ósea en columna lumbar y cuello de fémur. Ardizzone et al encontraron un incremento significativo de los niveles de OC y del telopéptido carboxiterminal del colágeno tipo I (CTX) en los 40 enfermos con CU evaluados, pero no en los 51 con EC. En cambio, en un estudio sólo con enfermos de Crohn, Robinson et al sólo encontraron elevación de los niveles de deoxipiridolina (DPD) urinaria en comparación con 28 controles sanos, pero no encontraron diferencias en cuanto a los niveles de OC y CTX. Tampoco se encontraron diferencias en los niveles de OC de 150 pacientes con EII en comparación con 73 controles sanos, aunque sí se hallaron mayores niveles de CTX. Además, en este mismo estudio, los pacientes tanto de EC como de CU que se encontraban activos presentaban niveles de OC y CTX más altos que los que no. En el caso de los enfermos con CU, los niveles de CTX se encontraron más elevados en los afectados de pancolitis frente a los que solo tenían colitis izquierda. Por otro lado, Miheller et al, en un estudio con 23 enfermos con CU, 26 con EC y 46 controles sanos, encontraron una elevación significativa de los niveles de los CTX en ambos grupos con respecto a los controles. En un estudio más amplio con 258 pacientes, sólo con EC, los niveles de DPD urinaria y BALP en suero se encontraron en rango de normalidad y no hubo diferencias entre los que presentaban osteoporosis y los que no; en cuanto a los de NTX, si bien eran normales, eran significativamente mayores en los pacientes con osteoporosis.

Finalmente, aunque no se ha estudiado el impacto de las alteraciones de los marcadores de recambio óseo en la EII sobre el riesgo de fractura, sí hay evidencia de que la elevación de marcadores de resorción ósea en la EII se asocia con pérdida de masa ósea. Así, Pollack et al, usando un análisis por cuartiles, demostraron que los pacientes con EII que presentaban las mayores concentraciones urinarias de NTX presentaban una mayor pérdida de masa ósea en columna lumbar en comparación con aquellos que presentaban niveles urinarios más bajos. La elevación de los niveles de marcadores de resorción ósea está reconocida como factor de riesgo de fractura, al menos en mujeres posmenopáusicas.

Riesgo de fractura en la EII.

La consecuencia de la osteoporosis es el desarrollo de fracturas. Sin embargo, el incremento del riesgo de fracturas en la EII respecto a la población general no está bien establecido. Klaus et al, en un estudio desarrollado en Alemania, encontraron una alta prevalencia (22%) de fracturas vertebrales osteoporóticas en 156 pacientes con EC y Z-score <-1, incluso en pacientes menores de 30 años. En una cohorte de 6.027 pacientes con EII de Canadá, comparados con 60.270 controles, Berstein et al detectaron un aumento del riesgo total de fractura del 47%, siendo mayor para las fracturas vertebrales (54%), sin encontrar diferencias entre hombres y mujeres, ni entre EC y CU; sí que hubo, en cambio, un incremento del riesgo de fractura en varones con CU en comparación con las mujeres. Por otro lado, Vestergaard et al encontraron un incremento del riesgo total de fractura en mujeres con EC (RR 2,5), pero no en varones (RR 0,6) ni en enfermos con CU (RR 1.1), de un total de 383 enfermos de Crohn, 434 con CU y 635 controles de Dinamarca. Si bien, hay discrepancias al respecto. Así, Loftus et al no detectaron un aumento de la incidencia de fracturas en un total de 238 pacientes con EC de EEUU con respecto a la población control, con un RR próximo a 1 en todas las localizaciones.

En general, se acepta que el incremento del riesgo de fractura es modesto, y comparable entre los pacientes con EC y CU. Para todo tipo de fracturas, el riesgo relativo para la EC es de 1,3 y de 1,2 para la CU, siendo algo mayor en el caso de las fracturas de cadera (1,5 para la EC y 1,4 para la CU). Puesto que la mayoría de los estudios se apoyan en informes de fracturas, es posible que la prevalencia de las fracturas vertebrales (y todas en general) esté infravalorada. De hecho, los únicos estudios que han empleado morfometría cuantitativa de radiografías de columna vertebral encontraron una prevalencia de fracturas vertebrales muy alta (14-25%). Se han detectado diversos factores de riesgo para la factura osteoporótica en la EII, como son la baja DMO, la edad, el uso de GC y la actividad de la enfermedad. La DMO, a su vez, puede verse influenciada negativamente en la EII por una menor edad en el momento del diagnóstico, el sexo masculino, un bajo índice de masa corporal (IMC), la duración de la enfermedad, la presencia de resección ileal previa, la dosis acumulada de GC, la actividad física reducida y el tabaquismo. Es importante subrayar que no todas las fracturas (especialmente las vertebrales) son sintomáticas, y que el médico debería llevar a cabo una búsqueda intencionada de fracturas asintomáticas y/o deformidades vertebrales, cuyo riesgo también está incrementado entre la población con EII, y cuya presencia puede permitir identificar a pacientes con más riesgo de fracturas en los que intensificar las medidas preventivas.

Patogénesis de la osteoporosis en la EII.

La etiología de la osteoporosis en la EII es multifactorial. Los factores que pueden influir en su desarrollo pueden dividirse en: a) comunes a los del resto de la población (bajo peso, antecedentes familiares, edad, sexo femenino, menopausia, tabaco,...) y; b) específicos, como la influencia genética, la deficiencia de vitaminas D y K, el tratamiento con GC, alteraciones hormonales y el proceso inflamatorio en sí.

Factores genéticos.

Existen diversos genes que influyen en el funcionamiento de los osteoblastos, y es posible que el de la proteína 5 relacionada con el receptor LDL (LRP5) sea uno de ellos. Así, diversos hallazgos han demostrado que mutaciones del gen LRP5, que resultan en una pérdida de funcionalidad, dan lugar a defectos óseos similares a los que se ven en el síndrome de osteoporosis-pseudoglioma, apoyando el papel fundamental de este gen en la integridad del esqueleto. Se han descrito diversos polimorfismos (como rs491347, rs1784235 y A1330 V) que están asociados a una mayor susceptibilidad para el desarrollo de osteoporosis y fracturas en humanos, apoyando así un posible papel del gen LRP5 en la adquisición del pico de masa ósea.

Por otro lado, la identificación de receptores para la vitamina D (VDR) en células mononucleares de sangre periférica ha promovido el interés por esta vitamina como posible regulador del sistema inmune. El déficit de vitamina D se ha relacionado con diversas enfermedades, entre ellas la osteoporosis mediada por un mecanismo inmune, como el que parece ocurrir en la EII. Son varios los polimorfismos del gen de los VDR asociados al desarrollo de osteoporosis que se han estudiado, sobre todo el Bsm I.

Otro importante candidato para la susceptibilidad genética para la osteoporosis es el gen que codifica el TGFβ-1. Se han identificado varios polimorfismos de este gen, y diversos trabajos sugieren que determinadas variantes alélicas del TGFβ-1 podrían regular la DMO y la susceptiblidad a la fractura osteoporótica.

El listado de genes estudiados es muy extenso, como por ejemplo el CYP17 (17-hidroxilasa), el CYP1B1 (citocromo P450), DBP (proteína ligadora de la vitamina D), GH1 (hormona del crecimiento 1), GnRH (hormona liberadora de gonadotropina), IGF-II (factor de crecimiento similar a la insulina tipo II), entre otros muchos. Sin embargo, la relación de estos genes con la inflamación, como posible mecanismo de la osteoporosis en la EII, aún no está completamente aclarada, si bien podrían desempeñar un papel modulador en la susceptibilidad para desarrollar una osteopatía metabólica en estos pacientes.

Déficit de vitamina D.

En un estudio llevado a cabo por Driscoll Jr et al con 82 pacientes con EC, se vio que hasta el 65% de los mismos presentaban niveles bajos de 25-hidroxi-vitamina D (25OHD3), y el 25% tenían deficiencia (<10 ng/ml). Los niveles eran menores si existía resección previa del íleon. A 9 pacientes se les practicó biopsia ósea, presentando 6 de ellos osteomalacia y 3 osteoporosis. Más recientemente, en un estudio con 242 enfermos de Crohn, se detectó que el 8% de los mismos presentaba niveles de 25OHD3 inferiores a 25 nmol/L, y el 22% niveles inferiores a 40 nmol/L. Si bien no se detectaron diferencias en relación a la DMO con los pacientes que presentaban niveles de 25OHD3 normales, sí hubo evidencia bioquímica de enfermedad metabólica ósea. Jahnsen et al encontraron niveles de 25OHD3 inferiores a 30 nmol/L en el 27% de 60 pacientes con EC y en el 15% de 60 pacientes con CU, presentando los enfermos con Crohn una concentración significativamente menor que aquellos con CU; los niveles de 25OHD3, sin embargo, no se relacionaron con la DMO en ninguna de las localizaciones del esqueleto medidas. En el estudio de Gilman et al, los pacientes con EC presentaron niveles de 25OHD3 significativamente inferiores en comparación con los controles sanos, siendo, en el 19%, inferiores a 40 nmol/L; en cuanto a los enfermos con CU, éstos también presentaron niveles significativamente inferiores en comparación con los controles sanos, estando los niveles de 25OHD3 por debajo de 40 nmol/L en el 7% de los enfermos. Duggan et al y McCarthy et al, también detectaron en pacientes con EC unos niveles de 25OHD3 inferiores a los de los controles sanos, con una prevalencia de niveles bajos del 7% y del 18%, respectivamente. Otros autores también han encontrado prevalencia alta de niveles deficitarios de 25OHD3.

El déficit de 25OHD3 se debe, en parte, a la escasa ingesta de lácteos (que están enriquecidos en dicha vitamina en muchos países), pero también a la mala absorción de la misma. Además, debido a las limitaciones que comporta la enfermedad en estado grave, con frecuencia la exposición solar de estos pacientes es deficiente (debiéndose recordar que la exposición de la piel a la luz del sol es la mayor fuente de producción de vitamina D). Sin embargo, muchos pacientes con niveles normales de 25OHD3 tienen osteoporosis, por lo que esta debe ser explicada por otras causas.

Déficit vitamina K.

La vitamina K es un cofactor necesario para la carboxilación de las proteínas Gla (gamma carboxiglutamato) por los osteoblastos, entre las que se encuentran la osteocalcina y la proteína Gla de la matriz, ambas con un papel regulador en la mineralización y remodelado del hueso. Diversos estudios han aportado evidencia de la relación entre un status deficitario de la vitamina K y la mineralización ósea. Varios trabajos han encontrado un status de vitamina K deficitario en pacientes con EII y una relación con la pérdida de masa ósea. Una de las posibles causas de este estado deficitario podría ser la toma de antibióticos, que alteraría la flora intestinal, responsable de buena parte de los requerimientos diarios de vitamina K.

Tratamiento con glucocorticosteroides.

Muchos pacientes precisan GC para el control de su enfermedad. Éstos inhiben la formación de hueso, aumentan su resorción, disminuyen la absorción de calcio y aumentan su excreción renal.

La pérdida de masa ósea es más frecuente en pacientes con EII que han recibido tratamiento con GC, sobre todo en los meses iniciales del tratamiento. En un estudio se comunicó que la incidencia de osteopenia era aproximadamente el doble en pacientes que habían recibido tratamiento con GC respecto a los que no (52% frente al 28%). En general, se acepta que la DMO en pacientes con EII se correlaciona de forma inversa con la dosis acumulada de GC a lo largo de la vida. Algunos estudios sugieren, además, que la pérdida de masa ósea asociada al empleo de GC es superior en mujeres que en hombres, y resulta más evidente en pacientes con EC que con CU13. No obstante, es difícil distinguir el grado de contribución del uso de estos fármacos sobre el hueso en comparación con la actividad de la enfermedad, ya que una actividad elevada y un grado de inflamación elevado son indicaciones para el uso de esteroides. Mientras que la prednisona, la metilprednisolona y la prednisolona tienen una acción sistémica y constituyen uno de los mayores factores que contribuyen a la osteoporosis en la EII, la budesonida, un corticoide de acción local con baja biodisponibilidad sistémica, se viene usando de manera creciente en el tratamiento de la EII, dado que carece de efectos sistémicos, incluyendo la pérdida de masa ósea.

Alteraciones en las hormonas sexuales.

La amenorrea y el hipogonadismo son frecuentes en los pacientes con EII, probablemente como consecuencia de los efectos inhibitorios de la inflamación y el tratamiento esteroideo sobre la función hipofisaria.

En el hombre, los GC reducen las concentraciones de testosterona al menos en un tercio, al inhibir la secreción de gonadotropinas, una causa conocida de osteoporosis.

Actividad inflamatoria de la enfermedad.

En algunos pacientes se aprecia baja masa ósea sin tener ninguno de los factores señalados. En algunos de ellos, incluso en el momento del diagnóstico, sin haber recibido ningún tipo de tratamiento previo. Además, la osteoporosis es frecuente en pacientes con EII que toman GC en dosis bajas y que presentan niveles normales de vitamina D. De este modo, se piensa que la propia enfermedad provocaría disminución de la masa ósea, quizás mediada por un incremento de la producción de citoquinas a nivel intestinal producidas por los linfocitos T y otras células inflamatorias como los macrófagos, lo cual daría lugar a una activación de los osteoclastos, sin un aumento compensatorio de la formación ósea. Algunas de estas citoquinas implicadas serían el factor de necrosis tumoral alfa (TNF-alfa), la interleuquina 6 (IL-6), la interleuquina 1 (IL-1) y la interleuquina 2 (IL-2). Dentro de las células mononucleares, el factor de transcripción fundamental es el factor nuclear kappa-B (NFκβ), el cual regula la transcripción de IL-1 e IL-6, entre otras, además de regular la expresión de otros genes pro-inflamatorios como el TNF-alfa y moléculas de adhesión.

Los niveles de diversos activadores de osteoclastos con actividad proinflamatoria (incluyendo IL-1, IL-6, y TNF-α) se encuentran elevados en la EII. Existe evidencia que apoya el papel de la IL-6 en la osteoporosis resultante de la pérdida de esteroides masculinos y femeninos. Además, se han identificado variantes genéticas de la IL-6 y el antagonista del receptor de la IL-1 que se correlacionan con el curso clínico de la EII y el grado de pérdida de masa ósea. Por otro lado, se sabe que los modelos de colitis en ratones deficientes en IL-2 desarrollan colitis y osteopenia.

El sistema constituido por el ligando del receptor activador del NFκβ (RANKL) y la osteoprotegerina (OPG) representa un potencial nexo de unión entre la inflamación y la homeostasis ósea, y también un ejemplo de osteopenia mediada por la inflamación, como ocurre en la EII. El equilibrio entre el RANKL y la OPG es de vital importancia en la osteoclastogénesis, de modo que la interacción del RANK, en la superficie de los osteoclastos, con su ligando RANKL induce la osteoclastogénesis, mientras que la OPG procedente de los osteoblastos bloquea dicha interacción, inhibiendo la formación de osteoclastos. Las citoquinas pro-inflamatorias inducen la formación de RANKL, e incluso los linfocitos T activados pueden activar la osteoclastogénesis directamente a través del RANKL, con la consiguiente pérdida de masa ósea. Estudios recientes sugieren que las alteraciones en el equilibrio entre RANKL y OPG podrían ser responsables de la pérdida de masa ósea en pacientes con EII. Así, los niveles plasmáticos de OPG y RANKL se correlacionan con la DMO y el tratamiento para la EII. En un estudio, se vio que los niveles plasmáticos de OPG se encontraban elevados 2,4 veces en la EC y 1,9 veces en la CU. Los niveles elevados de OPG podrían representar una respuesta homeostática continua, en un intento por contrarrestar la osteoclastogénesis inducida por el RANKL o el TNF-α, y así mantener una masa ósea normal.

En relación al efecto de la actividad inflamatoria de la enfermedad sobre la masa ósea, Reffitt et al estudiaron una cohorte de 137 pacientes con EII y detectaron que la masa ósea en éstos era mayor cuanto mayor era el tiempo de remisión. Es más, los pacientes que tomaban azatioprina y estaban en remisión tenían mayor masa ósea. En este sentido, son varios los estudios que han intentado valorar el posible efecto que los fármacos anti-TNF (aprobados para el tratamiento de los casos moderados a graves que no responden a la terapia convencional), en concreto infliximab, al controlar el proceso inflamatorio, puedan tener sobre el metabolismo óseo.

Franchimont et al analizaron la evolución del metabolismo óseo en 71 pacientes con EC tratados con infliximab. Se midieron marcadores de formación y resorción basales y a las 8 semanas de completar el tratamiento (una sola dosis en las formas luminales y 3 dosis en las fistulizantes) se apreció incremento de los marcadores de formación (con una mediana de cambio del 14-51% según el marcador) y descenso del de resorción (mediana de cambio del 11%). Los autores encontraron un incremento clínicamente significativo (al menos 30%), de los marcadores de formación ósea en el 30-61% de los pacientes (según el marcador), y un descenso clínicamente significativo (al menos del 30%) del marcador de resorción ósea en el 38%. No se halló una asociación significativa con ninguno de los parámetros demográficos ni clínicos medidos (incluyendo la respuesta clínica o biológica a infliximab). Estos resultados, sin embargo, no fueron iguales en todos los pacientes, de tal modo que sólo un 8,5% presentó un incremento de los marcadores de formación junto con un descenso del de formación. Los autores concluyen que el tratamiento con infliximab produce una mejoría rápida en el perfil de los marcadores de recambio óseo, independientemente de la respuesta clínica al mismo, aunque los efectos a largo plazo sobre el riesgo de fractura están por determinar. Del mismo modo, otro estudio con 24 pacientes con EC activa tratados con una única dosis de infliximab encontró un aumento significativo de los marcadores de formación ósea (BALP y OC) durante los cuatro meses de seguimiento; mientras que el descenso del marcador de resorción ósea medido (NTX) no alcanzó significación estadística, como tampoco lo hizo las diferencias encontradas entre los respondedores y no respondedores. Abreu et al también encontraron una asociación entre el tratamiento con una dosis de infliximab y el incremento del marcador de formación ósea medido (BALP) a las cuatro semanas, independientemente de la respuesta al mismo o la toma de GC; no encontraron cambios con respecto al marcador de resorción (NTX). Más recientemente, un estudio con 103 pacientes con EC en edad infantil, tras 54 semanas de tratamiento con infliximab, encontró un aumento de los marcadores de formación (BALP, propéptido N-terminal del colágeno tipo I), que se asoció a un incremento del crecimiento lineal, y lo cual los autores consideran que iría a favor de un bloqueo de los efectos del TNF-α sobre los osteoblastos. Del mismo modo, también se encontró un aumento de los marcadores de resorción ósea (CTX, DPD), que los autores justifican como reflejo del acoplamiento entre formación y resorción óseas y el incremento del crecimiento lineal.

Berstein et al evaluaron el cambio de masa ósea en cuello de fémur y columna lumbar en 46 pacientes con EC tratados con infliximab como mantenimiento. Hubo una ganancia de densidad mineral ósea en todos los puntos de medición (2,4% en columna lumbar, 2,8% en trocánter y 2,6% en cuello de fémur), lo cual sucedió a pesar del tratamiento con GC (28%). Tampoco se encontró una correlación con la toma de suplementos de calcio y vitamina D o con los cambios en la PCR. Posiblemente, este hecho se deba a una acción directa del agente anti-TNF sobre la osteoclastogénesis, a través de la activación de NF-κβ, promoviendo la apoptosis por la vía de la caspasa. Otro estudio retrospectivo, con 45 enfermos de Crohn (15 tratados con infliximab y 30 controles), encontró una mejoría de la masa ósea lumbar a lo largo del tiempo (medida mediante dos DXA separadas al menos 1 año), independientemente del estado nutricional y de la toma de GC.

Finalmente, Miheller et al, valoraron los posibles efectos del tratamiento con infliximab en 29 pacientes con EC sobre parámetros de formación y resorción ósea, y su posible relación con cambios en el sistema OPG/RANKL/RANK. Estos autores detectaron un incremento del parámetro de formación medido (OC) y un descenso de la OPG (más en respondedores), a la vez que un descenso en el parámetro de resorción medido (CTX) y un incremento del RANKL, si bien los cambios en estos últimos no eran estadísticamente significativos. Los autores concluyen que los niveles elevados de OPG pueden reflejar una respuesta contrarreguladora frente a factores como citoquinas inflamatorias o pueden indicar una activación de los linfocitos T, pudiendo justificarse su disminución por la acción antiinflamatoria del infliximab.

Hasta la fecha, no existen estudios en la literatura que evalúen el efecto de adalimumab sobre el metabolismo óseo en enfermos con EC (este fármaco aún no está aprobado para la CU). No obstante, un estudio con 50 pacientes con artritis reumatoide tratados con adalimumab no encontró cambios en la

DMO (ni en columna lumbar ni en cuello de fémur) a lo largo de un año, concluyendo los autores que el bloqueo del TNF-α podría detener la pérdida de masa ósea.

Conclusiones.

Los pacientes con EII presentan un riesgo incrementado de osteopenia y osteoporosis, habiendo puesto de manifiesto, los estudios epidemiológicos, una alta prevalencia de masa ósea baja en estos enfermos. Si bien la osteoporosis en estos pacientes, que parece ser de alto recambio, presenta una etiología multifactorial, el proceso inflamatorio que tiene lugar en la luz intestinal ha adquirido un papel preponderante en la actualidad. Un mejor conocimiento de los procesos básicos que tienen lugar a nivel óseo, en este contexto inflamatorio intestinal, podrá proporcionar nuevas dianas terapéuticas que puedan controlar, simultáneamente ambas caras de esta moneda (como por ejemplo los fármacos anti-TNF), permitiendo un mejor control de los enfermos con EII, y mejorando así su pronóstico y calidad de vida.

Aunque la enfermedad inflamatoria intestinal (EII) se asocia con baja masa ósea y un aumento del riesgo de fractura, no recomendamos la evaluación rutinaria de masa ósea.Recomendamos realizar una valoración del riesgo de fractura mediante el método FRAX en la fase de remisión de la EII. Recomendamos realizar una valoración con DXA a los pacientes en riesgo intermedio o alto según la herramienta FRAX, a los pacientes en tratamiento con corticoides o en caso de que existan 2 o más factores de riesgo: enfermedad activa continuada, IMC<20 kg/m2, pérdida de peso >10% y edad >70 años.Recomendamos determinar los concentraciones séricos de vitamina D, PTH y calcio.

En función del riesgo de fractura, sugerimos repetir la valoración por DXA cada 2-3 años o cada año en caso de tratamiento con corticoides.

La EII se asocia a un incremento del riesgo de osteopenia y osteoporosis que varía en los estudios según el propio proceso inflamatorio (actividad, lugar de afectación y cirugía previa), la edad del diagnóstico y el tiempo de evolución. La patogenia de la osteoporosis en la EII es multifactorial. Además de las citoquinas inflamatorias, también influyen: la edad, el tratamiento con corticoides, la malnutrición, y la deficiencia de calcio y de vitamina D.

Según los estudios, la prevalencia de osteopenia oscila entre el 22-55% para la enfermedad de Crohn y entre el 32-65% para la colitis ulcerosa. En cuanto a la prevalencia de osteoporosis, se estima en la enfermedad de Crohn entre el 3-57% y para la colitis ulcerosa entre el 4-50%. El riesgo de fractura se incrementa entre un 40-60% con respecto a la población general.

Varios estudios muestran que la densidad mineral ósea por sí sola no predice el riesgo de fracturas en los pacientes con EII y, de forma general, no se recomienda realizar un cribado con DXA en estos pacientes.

La EII es una de las causas de osteoporosis secundaria introducida en la herramienta FRAX. Hasta la fecha, solo un estudio retrospectivo de cohortes muestra su utilidad en esta patología. Hay que tener en cuenta que la herramienta FRAX no ha sido validada para la EII en poblaciones con edades inferiores a 40 años, que las bruscas variaciones del IMC limitan su precisión en fases activas de la enfermedad y que no considera la dosis acumulada de corticoides.

La herramienta FRAX permite clasificar en bajo, intermedio y alto el riesgo absoluto de fractura. Las guías actuales y los estudios realizados sustentan la idea de realizar una valoración por DXA en los sujetos con riesgo intermedio y alto y en los pacientes en tratamiento con corticoides. También se recomienda que un paciente con EII debe realizar una evaluación por DXA si tiene dos o más factores de riesgo: IMC<20 kg/m2, pérdida de peso >10% o en tratamiento con corticoides.

Recomendamos controlar la inflamación con dieta o fármacos no esteroideos ya que la remisión o mejora del proceso inflamatorio supone una mejoría de la masa ósea.

Para prevenir fracturas en pacientes con EII recomendamos mejorar el estado nutricional y suplementar con calcio y vitamina D, en especial en paciente jóvenes y en los tratados con glucocorticoides.

Recomendamos realizar una actividad física regular como medida preventiva de la pérdida de masa ósea en la EII. La utilización de bisfosfonatos orales o iv mejora la masa ósea en la EII y su prescripción debe ajustarse a las recomendaciones generales. Se desconoce su efecto sobre el riesgo de fracturas.

Los pacientes en remisión incrementan la masa ósea de forma proporcional al tiempo de remisión y el tratamiento de la EII con aziatioprina o anti-TNF-alfa mejora la masa ósea. Además, existen datos que muestran que la dieta polimérica supone una alternativa a los corticoides para el control de la enfermedad en grados leves.

El tratamiento con bifosfonatos (alendronato, risedronato e ibandronato iv) ha demostrado ser eficaz respecto a placebo en la prevención y tratamiento de la osteoporosis de los pacientes con EII con y sin glucocorticoides. Este efecto no se ha demostrado con pamidronato iv. Aunque no hay datos que sustenten una disminución del riesgo de fracturas en pacientes con EII y tratados con bisfosfonatos, se asume que son aplicables las indicaciones y recomendaciones terapéuticas generales para la osteoporosis.

Capítulo 4. Cirrosis hepática.

Esta capítulo describe la prevalencia de osteoporosis, de osteopenia y de fracturas, así como los conocimientos actuales sobre su patogenia. Además, se da una visión actualizada del manejo de los trastornos óseos en pacientes con una enfermedad hepática crónica, desde la colestasis al trasplante de hígado.

Prevalencia de osteoporosis y fracturas en las enfermedades hepáticas.

Hay una cierta heterogeneidad en la prevalencia de osteoporosis en pacientes con enfermedad hepática crónica, que depende de la selección de pacientes y de los criterios de diagnóstico. Aproximadamente un 30% de los pacientes con enfermedad hepática tienen una osteoporosis, con una mayor prevalencia en pacientes con cirrosis biliar primaria (CBP). Esta mayor prevalencia, que se situó en un 37% en una serie de 185 mujeres de nuestro medio, es debida a que estos pacientes tienen 2 factores de riesgo adicionales para osteoporosis: colestasis crónica y sexo femenino. Es importante destacar que la osteoporosis y la osteopenia se relacionan con la gravedad del daño hepático.

La prevalencia de osteoporosis en otras enfermedades hepáticas ha sido menos estudiada. Un 25-34% de pacientes con hemocromatosis desarrollan una osteoporosis. Así, un estudio reciente que incluía 87 pacientes (80% varones) con hemocromatosis evidenció que una cuarta parte de ellos tenían una osteoporosis y un 40% tenían osteopenia, incluso aquellos pacientes sin cirrosis o hipogonadismo.

La prevalencia de fracturas en pacientes con enfermedad hepática crónica oscila entre el 7 y el 35%. Las fracturas son más frecuentes en las mujeres posmenopáusicas y en los pacientes tratados con glucocorticoides. En las mujeres con CBP, el riesgo de fractura vertebral es superior cuando hay una osteoporosis o una osteopenia con un valor de la escala T inferior a −1,55. La clara correlación entre el desarrollo de fractura vertebral y un valor en la escala T inferior a −1,5, en columna lumbar o en cuello de fémur, es un criterio útil para identificar aquellas pacientes con un mayor riesgo de fractura.

Más de un tercio de los pacientes con enfermedad hepática en fase terminal, antes del trasplante, tienen osteoporosis. Por otra parte, en un estudio realizado en nuestro medio hace más de 10 años, la mayoría de los pacientes con trasplante hepático tenían una rápida pérdida de masa ósea en los primeros 6 meses después del trasplante, que llegaba a ser del 6% en la columna lumbar a los 3 meses. Esta pérdida rápida de masa ósea se asociaba a una incidencia de fracturas entre el 25 y el 35% en el primer año después del trasplante, siendo más frecuente en aquellos pacientes que habían desarrollado fracturas antes del trasplante. Probablemente esta incidencia de fracturas sea menor en los últimos años, en relación con la mejoría de los regímenes inmunosupresores.

Patogenia de la osteoporosis.

Para comprender la patogenia de la osteoporosis es conveniente recordar que el hueso es un tejido dinámico con una resorción y formación periódica y continuada. Así, el nivel de masa ósea depende del balance entre estos 2 procesos opuestos: la resorción ósea, realizada por los osteoclastos y la formación ósea, inducida por los osteoblastos. Como consecuencia, si la resorción excede a la formación hay un balance negativo, que se traduce en una pérdida de masa ósea, y por tanto, favorece la osteoporosis. La cantidad total de masa ósea depende del balance entre la formación mediada por los osteoblastos, y la resorción originada por la acción de los osteoclastos.

El conocimiento de la patogenia de la osteoporosis en las enfermedades hepáticas crónicas se ha centrado, en gran medida, en el estudio de pacientes con CBP y de receptores de trasplante hepático, y ha sido menos analizado en otras enfermedades hepáticas como la de etiología viral o en la hepatopatía alcohólica. A pesar de estas limitaciones, la mayoría de estudios indicarían que hay una disminución de la función osteoblástica (formación ósea) y un cierto aumento de la actividad osteoclástica, de resorción ósea. En este sentido se ha observado un deterioro de la función osteoblástica, en estudios histomorfométricos de biopsias óseas de pacientes con CBP, hecho que se ha confirmado en un estudio más reciente en pacientes con colestasis crónica antes del trasplante. Estos datos morfométricos de disminución de la formación ósea son concordantes con los estudios que muestran unos bajos valores séricos de osteocalcina, una proteína que es un buen marcador de la función osteoblástica. Esta disfunción osteoblástica puede relacionarse con la disminución de factores tróficos como el factor de crecimiento semejante a la insulina (IGF-1) o de la acción nociva de sustancias retenidas en la colestasis, como la bilirrubina y los ácidos biliares. Así, se ha descrito que los valores séricos de IGF-1 están disminuidos en pacientes con cirrosis, y por otra parte datos experimentales indican que la administración de IGF-1 aumenta la masa ósea y la DMO en ratas cirróticas. Además, otras alteraciones como el aumento de producción de una isoforma de fibronectina con un dominio oncofetal en los pacientes hepatópatas podría contribuir a una menor formación ósea.

Se ha involucrado al aumento de la bilirrubina y de los ácidos biliares, como consecuencia de la colestasis o de la propia enfermedad hepática, en la disminución de la formación ósea. Así, se ha observado, en estudios in vitro realizados en cultivos de osteoblastos, que la bilirrubina no conjugada tiene una acción nociva sobre la viabilidad y proliferación celular. En un estudio publicado recientemente, utilizando cultivos primarios de osteoblastos humanos se ha observado que la bilirrubina no solo disminuye la viabilidad de estas células, sino que también tiene una acción nociva sobre la diferenciación y mineralización. La presencia de 50 µM de bilirrubina en el medio de cultivo disminuyó claramente la diferenciación osteoblástica, y la mineralización evaluada en la línea celular osteoblástica SAOS-2. Además se observó que la acción perjudicial de la bilirrubina sobre estas líneas de osteoblastos también ocurriría en los experimentos realizados con suero de pacientes ictéricos. En este sentido, la bilirrubina y el suero de pacientes ictéricos tienen un efecto significativo sobre algunos genes implicados en la diferenciación osteoblástica. Así, se ha observado en los mismos modelos experimentales, que la adición de bilirrubina no conjugada al medio de cultivo reduce la expresión del RUNX2, un importante factor de transcripción implicado en la diferenciación celular, y además se observó una cierta acción negativa sobre este gen en los experimentos realizados con suero de pacientes ictéricos.

La acción nociva de la bilirrubina sobre el hueso se ha cuestionado a raíz de algunos estudios clínicos realizados en individuos con síndrome de Gilbert, con un aumento continuado de bilirrubina no conjugada, en quienes se evaluó la asociación de la hiperbilirrubinemia y la masa ósea medida mediante densitometría. Mientras que algunos estudios no han hallado ninguna asociación, el más reciente ha observado una correlación inversa entre los valores de bilirrubina no conjugada y DMO en 17 sujetos con síndrome de Gilbert, lo cual apoyaría este efecto negativo de la bilirrubina sobre la masa ósea. Otros estudios experimentales en ratas Gunn, que son hiperbilirrubinémicas, han sido incapaces de demostrar la acción lesiva de la bilirrubina ya que tanto la masa ósea como los valores de osteocalcina fueron similares en estas ratas y en las controles sin esta alteración. El efecto nocivo de la bilirrubina debe, sin embargo, evaluarse dentro de un contexto global de enfermedad hepática, ya que en estos casos no solo hay un aumento de la bilirrubina, sino toda una sucesión de cambios en otros mecanismos relacionados con la colestasis tales como el aumento de ácidos biliares, así como de citocinas inflamatorias y del estado del metabolismo fosfocálcico, incluida vitamina D y hormona paratiroidea (PTH). Algunos ácidos biliares, que están aumentados en la colestasis y en las enfermedades hepáticas avanzadas, también tienen un efecto nocivo sobre los osteoblastoshumanos, no solo en relación con su viabilidad, sino también a través del receptor de la vitamina D (VDR). Así, el ácido litocólico (LCA), al igual que la vitamina D es un agonista del VDR. La presencia de 100 μM de LCA en el medio de cultivo disminuyó la viabilidad de los osteoblastos, y este efecto se atenuó dependiendo de la presencia de suero fetal bovino en el medio, pero especialmente de una mayor concentración de albúmina. Este aspecto sustentaría que al haber mayor cantidad de albúmina en el medio, esta quelaría al ácido biliar y en consecuencia disminuiría su potencial lesivo, ya que la albúmina tiene una elevada afinidad para los ácidos biliares. Otro aspecto notable es el hecho de que el LCA tiene la capacidad de modular la acción de la vitamina D sobre los genes dependientes del receptor de esta vitamina, debido a su capacidad agonista sobre el VDR. En los experimentos realizados con concentraciones de LCA que no afectaban la viabilidad celular, se observó como este ácido biliar disminuyó la expresión del gen de la enzima 24-hidroxilasa (CYP24A1), que está implicada en el catabolismo de la vitamina D, y de otros genes como el de la osteocalcina, íntimamente relacionado con la formación ósea. De hecho, 10µM de LCA disminuyó la capacidad de la vitamina D para activar a estos genes de una forma muy significativa. Si estos resultados experimentales se trasladan a la situación clínica se puede especular que el aumento del ácido litocólico como consecuencia de la colestasis, interferiría con la vitamina D a nivel de su receptor y disminuiría la expresión de genes ligados con la formación ósea. Así se podrían explicar algunos de los fenómenos observados en pacientes con colestasis avanzada o con enfermedad hepática terminal, en quienes se ha descrito una disminución de la formación ósea. Así mismo, estos efectos lesivos serían más pronunciados en los pacientes con una grave insuficiencia hepática y con hipoalbuminemia.

Por otra parte, se ha observado una reducción de la formación ósea en los pacientes alcohólicos, con bajos niveles séricos de osteocalcina cuando el consumo de alcohol es elevado, que se normalizan con la abstinencia. Los depósitos de hierro en la hemocromatosis también pueden ser responsables de una baja formación ósea, debido a la lesión directa que producen los efectos del hierro en la actividad de los osteoblastos.

Como se ha indicado previamente, en algunos estudios se ha descrito un aumento de la resorción ósea en ciertos períodos evolutivos de la enfermedad ósea asociada a la hepatopatía. Así, por ejemplo, se ha descrito un aumento de la resorción como una característica temprana de la enfermedad ósea en la CBP, incluso en ausencia de osteoporosis. Además, Guichelar et al. hallaron una resorción ósea aumentada en pacientes con enfermedad colestásica terminal. En este sentido, la bilirrubina y el suero de pacientes ictéricos también aumentan la expresión de genes relacionados con la resorción ósea.

Entre los mecanismos responsables de la pérdida de masa ósea y de la alteración del remodelado óseo cabe destacar la contribución de un déficit de calcio y de vitamina D, más o menos intenso, que puede conducir a un hiperparatiroidismo secundario. Por otro lado, la participación de la osteoprotegerina (OPG), una proteína que inhibe la proliferación y maduración de los osteoclastos, a través de la vía OPG/RANKL/RANK, podría contribuir al aumento de la resorción ósea. El sistema OPG/RANKL es clave en la osteoclastogénesis mediada por los osteoblastos, ya que tanto la OPG como el RANKL se sintetizan en los osteoblastos y sus precursores, pero actúan sobre los osteoclastos, modulando la resorción ósea. Los osteoblastos sintetizan el ligando del receptor activador del factor nuclear NK-beta (RANKL) que actúa sobre las células hematopoyéticas, y que activa la diferenciación de los osteoclastos. Asimismo, los osteoblastos sintetizan OPG que por su parte bloquea al RANKL. Los datos sobre este sistema en las enfermedades hepáticas y particularmente en la CBP son poco claros. La OPG no está reducida, sino al contrario, sus valores están aumentados en esta enfermedad colestásica, y además los niveles circulantes no están relacionados con la osteoporosis. En los experimentos con osteoblastos se ha observado que el suero de pacientes ictéricos añadido al medio de cultivo es capaz de activar los genes implicados en la osteoclastogénesis derivados de los osteoblastos. Así, el suero de pacientes ictéricos aumenta la expresión del gen de RANKL y disminuye el gen de OPG, lo cual da lugar a un aumento del cociente RANKL/OPG. Si estos resultados se trasladasen a un paciente concreto podrían explicar en parte el aumento de la resorción ósea que se observa en la colestasis crónica, y que hasta el momento se habían atribuido a un cierto hiperparatiroidismo secundario a hipovitaminosis D.

En la patogenia de las osteoporosis asociada a las enfermedades hepáticas debe asimismo tenerse en cuenta la participación de otros factores. Recientemente, se ha señalado un papel de las citocinas proinflamatorias en la patogenia de la pérdida de masa ósea en las enfermedades crónicas del hígado. Así, se ha demostrado en la cirrosis de etiología viral que las concentraciones séricas del receptor p55 del factor de necrosis tumoral (sTNFR-55) son significativamente superiores en pacientes con osteoporosis y se correlacionan inversamente con la DMO.

Otros procesos como el hipogonadismo y la mala alimentación pueden ser factores que contribuyan al cuadro completo de la enfermedad ósea en estos pacientes. En este sentido, el hipogonadismo es frecuente en la hemocromatosis, en la cirrosis y en la enfermedad hepática alcohólica. Por último, también se ha considerado el déficit de vitamina K como un factor adicional en la patogenia de la osteoporosis en la enfermedad hepática, ya que la vitamina K interviene en la carboxilación de los residuos glutamil de la osteocalcina.

También se ha evaluado la susceptibilidad genética de la osteoporosis en las enfermedades hepáticas y en particular de la CBP, con unas conclusiones inciertas. Los resultados sobre la predisposición genética para osteoporosis determinada por polimorfismos del gen del receptor de la vitamina D son controvertidos. Un estudio en 72 mujeres canadienses con CBP llegó a la conclusión de que el genotipo VDR es un predictor independiente de disminución de la masa ósea en esta enfermedad, mientras que otros 2 estudios (uno húngaro y otro español) no encontraron esta asociación. Por otra parte, tampoco se ha hallado una clara relación entre el polimorfismo del gen de la cadena alfa-1 del colágeno tipo I y desarrollo de osteoporosis en esta enfermedad colestásica, aunque se ha asociado con un menor pico (nivel máximo) de masa ósea en estos pacientes. En conjunto, se puede considerar que los polimorfismos genéticos parecen no influir o tener un efecto muy escaso en el desarrollo de la osteoporosis en estos pacientes.

Evaluación de la osteoporosis.

Se deben considerar los factores de riesgo de osteoporosis en los pacientes con enfermedad hepática crónica, teniendo en cuenta los factores de riesgo generales para la población y los específicos de los pacientes con una hepatopatía. Considerando estos aspectos, los principales factores de riesgo a valorar son: la edad avanzada, el consumo crónico de alcohol, el tabaquismo, un índice de masa corporal inferior a 19 kg/m2, el antecedente de fractura personal y en familiares de primer grado, el hipogonadismo en varones, la menopausia precoz, la amenorrea secundaria de más de 6 meses y el tratamiento con glucocorticoides (dosis de 5 mg/día de prednisona o superior, durante más de 3 meses).

Las indicaciones de la densitometría ósea en pacientes con enfermedad hepática crónica no están completamente establecidas, aunque hay consenso en que la DMO debe ser evaluada en pacientes con fracturas previas por fragilidad, con exposición a glucocorticoides y antes del trasplante hepático. Además, es conveniente la medición de la DMO en pacientes con colestasis crónica, especialmente si coexisten alguno de los factores de riesgo previamente descritos, y si el paciente tiene una cirrosis o ha recibido recientemente un trasplante hepático. Para analizar la evolución de la DMO tampoco hay normas establecidas. Si hay situaciones clínicas asociadas con una pérdida rápida de masa ósea, como en los pacientes con colestasis intensa, en los trasplantados y en los pacientes en los que se ha iniciado tratamiento con glucocorticoides, es recomendable que se repita la densitometría ósea en el intervalo de un año. En otras situaciones, sería recomendable un seguimiento con densitometría cada 2 o 3 años.

En la evaluación de la osteoporosis en los enfermos con una enfermedad hepática crónica, se recomienda la realización de una radiografía de columna dorsal y lumbar en proyección lateral para identificar fracturas vertebrales. Además, en todos los pacientes se deberán determinar los niveles circulantes de calcio (ajustado por la albúmina) y de fósforo, de 25-hidroxivitamina D y de PTH. En casos particulares, se deberán descartar alteraciones de la función tiroidea y gonadal. Los marcadores bioquímicos del recambio óseo serán útiles en la evaluación de la respuesta al tratamiento para la osteoporosis. La indicación de biopsia ósea transilíaca, sin descalcificación del espécimen, es adecuada solo si se sospecha un defecto marcado de mineralización, es decir, una osteomalacia.

Es importante considerar que en los pacientes con una enfermedad hepática avanzada puede haber artefactos en las mediciones de la DMO y en los valores de los marcadores óseos, por lo que estas pruebas pueden ser inexactas. Así, la DMO de columna lumbar medida por DXA en pacientes con ascitis importante, superior a 4 l, puede estar falsamente reducida. Por otro lado, los marcadores óseos relacionados con el colágeno tipo 1 no reflejan con exactitud el grado de remodelado óseo en la CBP, ya que pueden estar influidos por el metabolismo hepático de colágeno.

Prevención y tratamiento de la osteoporosis.

Modificación de los factores de riesgo y medidas de apoyo para la salud ósea. Los factores que contribuyen a la pérdida ósea se deben reducir a un mínimo. Así, es recomendable suspender el consumo de alcohol y de tabaco, y ajustar la dosis de glucocorticoides al mínimo necesario. Se debe recomendar la actividad física tanto como sea posible, sobre todo con ejercicios dirigidos a mejorar la mecánica de la columna vertebral. Además, es aconsejable una dieta equilibrada, ya que los pacientes con enfermedad hepática avanzada con frecuencia tienen poco apetito y están desnutridos. Se recomendarán suplementos de calcio (1.000-1.500 mg/día) y vitamina D (400-800 U/día o 266 µg de calcifediol cada 2 semanas) o la dosis necesaria para mantener valores normales de 25-hidroxivitamina D. Se debe tener un especial cuidado con los pacientes que reciben resinas, como la colestiramina, ya que su administración puede reducir la absorción intestinal de vitamina D. A pesar de la recomendación de suplementos de calcio y vitamina D, no hay datos que confirmen la eficacia de estos suplementos en la prevención de la pérdida ósea en pacientes con enfermedad hepática.

Tratamientos específicos. Se han propuesto diferentes fármacos para el tratamiento de la osteoporosis en los pacientes con enfermedad hepática crónica, pero la mayoría de los estudios han incluido un número reducido de pacientes, por lo que es difícil llegar a conclusiones definitivas, particularmente en la reducción de fracturas por fragilidad. Tampoco hay acuerdo sobre el momento adecuado para iniciar el tratamiento. Sin embargo, se está de acuerdo en que los pacientes con osteoporosis establecida y, por lo tanto, con fracturas por fragilidad, deben ser tratados para reducir el riesgo de futuras fracturas. Teniendo en cuenta que los pacientes con una escala T lumbar o en cuello de fémur inferior a -1,5 tienen un alto riesgo de fractura vertebral, parece razonable considerar el tratamiento en pacientes con colestasis crónica cuando la DMO está por debajo de este umbral, sobre todo si tienen factores de riesgo adicionales para osteoporosis. Del mismo modo, es adecuado el tratamiento antes del trasplante hepático si el paciente tiene una osteoporosis y es razonable tratar a todos los pacientes inmediatamente después del trasplante de hígado, ya que es imposible identificar con certeza aquellos que van a desarrollar fracturas especialmente en el primer año.

Los bisfosfonatos son fármacos anticatabólicos o antirresortivos que aumentan la masa ósea y reducen la incidencia de fracturas en la osteoporosis posmenopáusica. Sus efectos en los pacientes con enfermedad hepática no están totalmente definidos, básicamente por el escaso número de estudios y el escaso número de pacientes tratados. Sin embargo, se ha demostrado que la administración cíclica de etidronato es capaz de prevenir la pérdida ósea después de 2 años de tratamiento y que el alendronato aumenta la masa ósea en pacientes con CBP, con una magnitud comparable a la observada en la osteoporosis secundaria a otras causas. Así, un ensayo controlado con placebo de alendronato (70 mg/semana) en pacientes con CBP mostró que el alendronato es capaz de aumentar la masa ósea al año de tratamiento, con un buen perfil de seguridad. Los resultados preliminares de la comparación de alendronato 70 mg semanal con ibandronato 150 mg mensual, en pacientes con CBP con osteoporosis o baja masa ósea y fracturas por fragilidad, mostraron que ambos fármacos tienen efectos similares sobre la DMO, pero la adherencia al tratamiento fue superior con ibandronato mensual, sin efectos adversos en las pruebas de función hepática ni en el tubo digestivo alto.

El pamidronato, administrado por vía parenteral, se ha evaluado en pacientes con enfermedad hepática en fase terminal y después del trasplante hepático. Hay resultados contradictorios respecto a su eficacia en la prevención de la pérdida de masa ósea y son muy escasos los ensayos que aportan datos sobre su efecto en la reducción del riesgo de fractura. Un estudio multicéntrico controlado con placebo, realizado en España y que incluía 79 pacientes trasplantados hepáticos, mostró que 90 mg de pamidronato administrado en las primeras 2 semanas y 3 meses después del trasplante, mantiene la DMO lumbar durante el primer año, sin efectos adversos significativos. Sin embargo, el tratamiento con pamidronato no se asoció a una reducción de la pérdida ósea en cuello femoral ni de la incidencia de fracturas.

También se han evaluado el alendronato, el risedronato y el ácido zoledrónico en pacientes con trasplante hepático. En un ensayo aleatorizado, el alendronato (70 mg/semana), asociado a calcio y vitamina D (0,5µg de calcitriol), aumentó significativamente la DMO a los 2 años del trasplante hepático, cuando se comparó con calcio y calcitriol. Además, el alendronato fue bien tolerado, pero no mostró una reducción de las fracturas incidentes. Otro estudio con alendronato semanal también mostró que el alendronato previene la pérdida ósea asociada al trasplante. El tratamiento con ácido zoledrónico merece una especial atención. Así, la administración parenteral de ácido zoledrónico (4mg) dentro de la primera semana y a 1, 3, 6 y 9 meses después del trasplante, se asoció a un aumento de la DMO, pero no mostró una reducción del riesgo de fractura. Como efecto adverso, destacó el desarrollo de frecuentes episodios de hipocalcemia tras la infusión. Otro estudio con 8 dosis de ácido zoledrónico (4mg) administradas en el primer año después del trasplante hepático, mostró que los pacientes tratados habían reducido el recambio óseo y lo más importante, el número de fracturas era significativamente inferior al del grupo tratado únicamente con calcio y vitamina D.

Hay poca información sobre el tratamiento hormonal en pacientes con enfermedad hepática avanzada. Los escasos ensayos con estrógenos transdérmicos en pacientes con CBP o con cirrosis de etiología autoinmune muestran que la terapia hormonal previene la pérdida ósea o incluso aumenta la DMO, sin efectos adversos sobre la enfermedad hepática. En varones con hemocromatosis e hipogonadismo, el tratamiento con testosterona asociado a sangrías también fue eficaz para aumentar la masa ósea. Sin embargo, dados los conocidos efectos adversos de la terapia hormonal, se deben valorar los beneficios pero también los riesgos, especialmente cuando existen tratamientos alternativos para la osteoporosis del paciente con enfermedad hepática.

Otros tratamientos. La seguridad y eficacia de raloxifeno, un modulador selectivo de los receptores estrogénicos, ha sido evaluada solo en 9 mujeres posmenopáusicas con CBP. Pero lo más importante, no existen estudios que evalúen la eficacia y seguridad en la osteoporosis de los pacientes con enfermedad hepática, de fármacos frecuentemente utilizados o novedosos en el tratamiento de la osteoporosis posmenopáusica, como son los fármacos anabólicos teriparatida (rhPTH [1-34]) o PTH (1,84), el ranelato de estroncio o el denosumab. Un estudio experimental evaluó la administración intermitente de hormona paratiroidea (hPTH [1-34]) en ratas con ligadura de los conductos biliares, mostrando que este fármaco restaura la DMO y el grosor de las trabéculas óseas. Por ello, la hPTH (1-34) podría, en teoría, ser un fármaco eficaz para la osteoporosis en pacientes con colestasis crónica.

Conclusiones.

La osteoporosis es una complicación frecuente en la enfermedad hepática crónica, especialmente en las etapas finales de la enfermedad, y en los casos de colestasis crónica, en la hemocromatosis y en el abuso de alcohol. El problema es más crítico en los pacientes trasplantados, cuando la pérdida ósea se acelera durante el período inmediatamente después de la cirugía. El principal mecanismo implicado en el desarrollo de osteoporosis en los hepatópatas crónicos es el déficit de la formación ósea, por el efecto nocivo de las sustancias retenidas en la colestasis, como la bilirrubina y los ácidos biliares, o bien, por el efecto tóxico del alcohol o el hierro sobre los osteoblastos.

Para la prevención y el tratamiento de la osteoporosis es recomendable una buena nutrición y la administración de suplementos de calcio y vitamina D. En la actualidad no hay pautas concretas en su tratamiento farmacológico, pero se ha demostrado que los bisfosfonatos, especialmente el alendronato y el ibandronato, son eficaces para aumentar la masa ósea en pacientes con colestasis crónica, con un buen perfil de seguridad. La eficacia de los bisfosfonatos en los pacientes tras el trasplante hepático está pendiente de confirmación. En este contexto, el alendronato y el ácido zoledrónico han mostrado ser eficaces en la prevención de la pérdida ósea. La administración parenteral del ácido zoledrónico aporta ventajas adicionales en estos pacientes. La eficacia de estos fármacos en la reducción de fracturas no ha sido suficientemente demostrada, fundamentalmente por el escaso número de pacientes incluidos en los estudios. El desarrollo de ensayos más amplios con bisfosfonatos y la evaluación de nuevos fármacos para la osteoporosis pueden cambiar su futuro.

Capítulo 5. Trasplante hepático.

El trasplante hepático se ha consolidado en el manejo de las hepatopatías crónicas terminales. Con el seguimiento de estos pacientes, van conociéndose patologías derivadas de sus enfermedades previas y del trasplante de órgano, entre ellas las producidas por la inmunosupresión necesaria en su tratamiento. Entre las complicaciones que afectan a la calidad de vida de estos pacientes están la osteoporosis y las fracturas, que pueden presentarse en mayor proporción en los primeros 6-12 meses postrasplante, pero que puede continuar en menor cantidad en los siguientes años. Las fracturas vertebrales y de las costillas, son las más frecuentes en un 65% y 24% de los pacientes, con factores pronósticos negativos como la edad y la cirrosis biliar primaria. Se trata pues, de una forma severa de osteoporosis, que es analizada en este trabajo, aportando nuestra experiencia terapéutica. Con fármacos antirresortivos se han descrito resultados positivos en la prevención y tratamiento de esta perdida ósea.

Abordamos los factores que pueden influir en la pérdida de masa ósea asociada al trasplante hepático. En primer lugar hay que tener en cuenta la patología ósea que, antes del trasplante, a menudo presentan los pacientes con hepatopatías crónicas. A continuación se estudian los factores que intervienen en la pérdida de masa ósea postrasplante y en la aparición de fracturas. Finalmente analizaremos el manejo de los pacientes con riesgo de osteoporosis postrasplante y revisaremos las evidencias científicas actuales del tratamiento antiresortivo en este escenario.

Patología ósea pretrasplante.

La pérdida ósea es una complicacion frecuente de la hepatopatía crónica, siendo su prevalencia elevada entre los pacientes en lista de espera para trasplante hepático, especialmente en las hepatopatías colestásicas. Existen múltiples factores de riesgo asociados, entre ellos: hipogonadismo, déficit de vitamina D, malabsorción, bajo peso, actividad física disminuida y, en algunos casos, tratamiento esteroideo previo.

En las últimas dos décadas, se han producido cambios importantes en el manejo de la hepatopatía crónica, de los regímenes inmunosupresores, del tiempo de espera para el trasplante hepático y del estatus nutricional de los pacientes. Algunos autores han observado una mejoría en la densidad mineral ósea (DMO) lumbar con T-scores pretrasplante que aumentaron de -2,5 antes de 1990 a -1,7 después de 1996.

Masa ósea en el periodo postrasplante.

Después del trasplante tiene lugar una pérdida acelerada de hueso en los primeros 3-6 meses aumentando considerablemente la incidencia de osteoporosis y osteopenia. Varios estudios indican que a esta temprana pérdida de hueso le sigue una recuperación del metabolismo óseo que se inicia ya pocos meses después del trasplante. Aunque los primeros estudios postrasplante mostraron un predominio de pérdida ósea a nivel lumbar y fracturas vertebrales, estudios más recientes refieren mayor pérdida de hueso a nivel femoral. Además, a diferencia de la masa ósea de la región lumbar, la pérdida de hueso femoral persiste después de los tres primeros años del trasplante. Otros trabajos encuentran este descenso en la DMO a nivel de cuello femoral a los 6 y 12 meses, incluso a pesar del tratamiento con bisfosfonatos, lo que sugiere un menor efecto de estos fármacos a nivel de hueso cortical.

Factores implicados en la pérdida de masa ósea.

Puesto que la pérdida temprana de masa ósea se ha observado en todos los trasplantes de órgano sólido, tradicionalmente se ha asumido que las elevadas dosis de glucocorticoides (GC) necesarias para la inmunosupresión desempeñan un papel principal en dicha pérdida.

El impacto potencial de la dosis de GC como determinante de la pérdida de hueso se apoya por la ausencia de pérdida de hueso a nivel lumbar y de fémur proximal encontrada en pacientes con trasplante renal tratados con bajas dosis de esteroides y tacrolimus. Además, en el trabajo de Martínez y cols. La retirada de GC después del trasplante aceleró la recuperación de la DMO lumbar (Z-score -0,44 en grupo con retirada precoz de prednisona vs. Z-score -0,99 en los pacientes en los que se mantenía prednisona; $p < 0,05$), sin efectos adversos en la tolerancia del injerto. Por otra parte, las tasas más elevadas de fractura que se presentan después del trasplante cardíaco y de pulmón, en los que se emplean dosis mayores de esteroides, serían consistentes con el papel que éstos desempeñan en la patogénesis de la osteoporosis postrasplante.

A pesar de que pocos trabajos han logrado demostrar asociación entre la dosis acumulada de GC y la pérdida de masa ósea en el periodo postrasplante1. Guichelaar y cols. confirmaron dicha relación por medio de análisis histomorfométrico. En este trabajo, la dosis acumulada de esteroides al mes y a los 4 meses postrasplante se correlacionó positivamente con la pérdida de volumen óseo e inversamente con los parámetros de formación. Además, este estudio histomorfométrico indicó que el insulto principal que conduce a la pérdida de masa ósea ocurre muy tempranamente en el período postrasplante y, probablemente, se encuentra en relación con una disminución de la formación ósea. Estos hallazgos son consistentes con el conocido efecto de los esteroides sobre los osteoblastos y la formación ósea. Por tanto, la inhibición transitoria de la formación ósea puede desempeñar un papel clave en la pérdida de hueso que se produce después del trasplante.

El mismo grupo, en un estudio de 33 pacientes con hepatopatía colestásica crónica, encontró que, a pesar de un descenso en la DMO 4 meses después del trasplante, las biopsias de cresta iliaca a los 4 meses mostraron mejoría histomorfométrica, aumentando los parámetros de formación ósea estáticos y dinámicos de forma significativa desde valores bajos en el momento del trasplante hasta valores en el rango de la normalidad 4 meses después del trasplante. Al mismo tiempo, las medidas a los 4 meses de los parámetros de resorción ósea mostraron un aumento de la misma, pero en rango similar a los valores obtenidos inmediatamente postrasplante. Estos hallazgos histomorfométricos indican que, a pesar de la pérdida de hueso postrasplante, a los 4 meses el metabolismo óseo ha mejorado, con aumento de la formación ósea y un balance más acoplado de formación y resorción.

La evidencia actual, por tanto, sugiere que la pérdida de hueso después del trasplante hepático está causada por un aumento inicial en la resorción ósea, junto a una disminución en la formación. Después, la formación ósea aumenta y podría superar a la resorción. Estos cambios serían consistentes con la rápida disminución de la DMO observada en los primeros meses postrasplante y la recuperación posterior hacia valores basales, encontrada en la mayoría de estudios.

No se conoce bien el papel desempeñado por otros fármacos inmunosupresores en la pérdida de masa ósea postrasplante. El tacrolimus induce una severa pérdida de hueso trabecular en ratas, aunque parece ser menos severa en humanos. Con respecto a la ciclosporina A (CyA), algunos estudios en humanos indican un efecto similar al observado en modelos murinos en pacientes con trasplante hepático, renal y cardiaco. El mofetil micofenolato no ha mostrado efectos a nivel óseo en modelos murinos.

En un estudio de 360 pacientes con trasplante hepático por hepatopatía colestásica crónica, la ganancia de hueso postrasplante fue menor y el número de fracturas fue mayor en los pacientes tratados con CyA que en los que recibieron tacrolimus. Otros autores han mostrado que los pacientes que reciben CyA tienen más fracturas que los pacientes con tacrolimus, pero este efecto puede reflejar las diferencias en la dosis media de esteroides entre los dos grupos.

En otro estudio, aunque las pérdidas de masa ósea fueron similares en los pacientes tratados con CyA que en los tratados con tacrolimus, los cambios histomorfométricos después del trasplante sugieren que los pacientes que recibieron tacrolimus pueden tener una recuperación más rápida del metabolismo óseo después de la fase inicial de pérdida de hueso en comparación con los pacientes con CyA8. En los estudios in vivo, tanto la CyA como el tacrolimus alteran el balance del remodelado óseo, excediendo la resorción sobre la formación, con la consecuente pérdida de masa ósea. Por otro lado, en relación a la CyA, esta pérdida ósea se podría ver potenciada por la disminución de los valores séricos de testosterona que provoca en los pacientes.

Numerosos trabajos de la literatura encuentran niveles bajos de 25-OH vitamina D en pacientes hepatópatas. Aunque se ha sugerido que los niveles disminuidos de vitamina D en pacientes con hepatopatías se deberían en parte a una menor producción de proteínas trasportadoras (DBP y albúmina) a una alteración de la 25 hidroxilación de la vitamina D o a la malabsorción de vitaminas liposolubles en hepatopatías colestásicas, parece que los niveles disminuidos de vitamina D en las hepatopatías crónicas, se relacionan con mayor probabilidad con un aporte deficitario de vitamina D, por factores ambientales y dietéticos.

Algunos autores encuentran que los niveles de 25-OH vitamina D son predictores independientes de la DMO en cadera en pacientes con cirrosis. Crosbie y cols. encontraron correlación entre los niveles de 25-OH vitamina D a los 3 meses del trasplante hepático y el aumento de la DMO a los 6 meses, lo que sugiere que la normalización de los niveles de vitamina D puede ejercer un efecto positivo sobre la DMO.

Fracturas en el periodo postrasplante.

En pacientes receptores de trasplante hepático, las fracturas más frecuentes son las vertebrales. Se han identificado como factores de riesgo de fractura incidente en el postrasplante: edad avanzada, fracturas vertebrales pretrasplante hepatopatías y colestásicas crónicas. Al igual que sucedía con la masa ósea, pocos autores han encontrado relación entre la dosis de glucocorticoides y el riesgo de fractura en pacientes receptores de trasplante hepático.

Guichelaar y cols. estudiaron en 360 pacientes con hepatopatías colestásicas crónicas trasplantados entre 1985 y 2001, la incidencia y variables predictoras de fracturas (vertebrales y no vertebrales) pre y postrasplante desde el período pretrasplante hasta 8 años después. La incidencia acumulada de fracturas fue del 30% el primer año postrasplante y del 46% ocho años después del trasplante. A diferencia de estudios previos, hubo una incidencia similar de fracturas vertebrales y no vertebrales postrasplante. La mayoría de fracturas ocurrieron en hueso trabecular, representando la columna y las costillas más del 90% del total de fracturas. Los factores de riesgo principales para la aparición de fracturas postrasplante fueron la presencia de fracturas pretrasplante, una menor DMO, la dosis de glucocorticoides postrasplante y la cirrosis biliar primaria. Ni la pérdida de hueso en los primeros 4 meses postrasplante ni la ganancia ósea posterior se correlacionaron con las fracturas.

Las estimaciones de fractura por fragilidad postrasplante varían ampliamente según los estudios. En varios trabajos los porcentajes de fracturas referidas oscilan entre 25-35%, principalmente en los primeros 6 meses después del trasplante mientras que otros autores encuentran una menor tasa de fracturas (6-8%). Estas diferencias en la incidencia de fracturas referidas en los diferentes estudios puede deberse a varios factores: selección de pacientes, tratamientos inmunosupresores, criterios diagnósticos empleados para fractura vertebral. Sin embargo, en general las tasas de fracturas más elevadas aparecen en la literatura en los primeros trabajos, reportando los estudios más recientes tasas más bajas. Compston encontró una incidencia del 27% de fracturas vertebrales en los primeros tres meses después del trasplante en un estudio de 37 pacientes receptores de trasplante hepático entre 1993 y 1995. En un estudio posterior del mismo grupo, desarrollado entre 1995 y 1998, la incidencia de fracturas en el primer año fue de sólo un 5%. Entre ambos estudios se produjo una considerable reducción en la dosis y duración del tratamiento con glucocorticoides, aunque el uso de ciclosporina y tacrolimus apenas se modificó.

Por tanto, parece que la historia natural de la osteoporosis postrasplante está mejorando en los últimos años. Otros factores que podrían explicar esta aparente disminución en la frecuencia de fracturas osteoporóticas postrasplante además de la disminución en las dosis de glucocorticoides (y posiblemente del uso de ciclosporina A, que se ha sustituido por otros fármacos inmunosupresores), serían que en algunos países actualmente el trasplante se lleva a cabo en un estadio más temprano de la hepatopatía, lo que disminuye la prevalencia de patología ósea pretrasplante. Además, el espectro de hepatopatías en las que se realiza trasplante ha cambiado con los años. Así, en Europa, la cirrosis biliar primaria representaba el 57% de los trasplantes en 1983, mientras que en 1999 sólo suponía el 20%, aumentando el porcentaje de pacientes trasplantados por hepatitis virales (principalmente VHC) y cirrosis alcohólica.

Evaluación de pacientes con riesgo de osteoporosis postrasplante.

El manejo adecuado de la patología ósea postrasplante implica tanto optimización de la salud ósea antes del trasplante como prevención de la pérdida de hueso después del trasplante. En resumen, se recomiendan las siguientes lineas de intervención.

Período pretrasplante.

La valoración inicial del paciente con hepatopatía crónica en lista de espera para trasplante hepático. Realizar las siguientes determinaciones bioquímicas: calcio, fósforo, fosfatasa alcalina total y ósea, creatinina, calcidiol, PTH, TSH, proteinograma, testosterona total, testosterona biodisponible y LH o estradiol y FSH, así como calciuria en orina de 24 h. Densitometría ósea anualmente antes del trasplante. Radiografía lateral de columna dorsolumbar. Recomendar ejercicio físico moderado. Mantener un buen estado nutricional. Asegurar una ingesta adecuada de calcio (1500 mg/día) y vitamina D (400-800 UI/día) (asegurar niveles plasmáticos adecuados de 25-OH vitamina D). Prevenir hipercalciuria (si un paciente que no toma diuréticos de asa tiene hipercalciuria, añadir hidroclorotiazida 25 mg/d). Tratar el hipogonadismo si está presente y no contraindicado.

Tras una primera valoración, el seguimiento del paciente se orientará en función de los resultados de la DMO, la existencia o no de fracturas así como de otros factores de riesgo asociados.

Prevención de la pérdida de hueso postrasplante.

En general, para la prevención y tratamiento de la osteoporosis postrasplante se recomienda el uso de bisfosfonatos. Aunque hay datos contradictorios, tanto los bisfosfonatos orales como los intravenosos parecen ser efectivos en este tipo de pacientes, si bien muchos de los estudios con resultados favorables para los bisfosfonatos se realizaron sin aleatorización, sin grupo control y con un escaso número de pacientes, por lo que el efecto beneficioso puede atribuirse incorrectamente al tratamiento y deberse a la mejoría del estado general que tiene lugar después del trasplante.

Dada la pérdida acelerada de masa ósea que ocurre inmediatamente después del trasplante, muchos expertos recomiendan tratamiento preventivo para todos los pacientes que reciben trasplante de órgano sólido, independientemente de la DMO pretrasplante. Esta aproximación se apoya en datos observacionales que muestran un solapamiento en los valores de DMO pretrasplante entre los pacientes que presentan fractura postrasplante y los que no. Otra aproximación al manejo de pacientes que reciben un trasplante es aplicar las guías clínicas empleadas para la prevención de la osteoporosis inducida por glucocorticoides.

Medidas preventivas y tratamiento antiresortivo en el postrasplante hepático. Evidencia actual.

Los estudios acerca de la eficacia del tratamiento con vitamina D en pacientes con cirrosis tienen varias carencias: falta de aleatorización y de grupo control, escaso número de pacientes, predominio de cirrosis biliar primaria, pobre representación de hepatitis viral, y ausencia de datos de fracturas. Aunque los trabajos publicados hasta el momento no permiten extraer la conclusión de que el tratamiento con vitamina D influya en la progresión de la enfermedad ósea en pacientes con cirrosis, casi todos los autores, incluyendo la Asociación Americana de Gastroenterología, recomiendan la suplementación con calcio y vitamina D en este tipo de pacientes. Igualmente se recomienda suplementación con calcio y vitamina D en el periodo postrasplante.

Hay y cols. encontraron que la calcitonina subcutánea (100 UI/día) no logró prevenir la pérdida de hueso ni las fracturas en pacientes con cirrosis biliar primaria o colangitis esclerosante primaria receptores de trasplante hepático. En otro trabajo de Guichelaar y cols. en trasplantados hepáticos el análisis histomorfométrico mostró que calcitonina (n= 14 calcitonina, n= 19 control) no tuvo efecto, ni directo (número de osteoclastos, superficie de erosión) ni indirecto (grosor, número y separación trabecular), sobre los parámetros de resorción ósea.

Valero y cols. estudiaron los efectos de calcitonina vs. Etidronato cíclico en la DMO lumbar en 40 pacientes con trasplante hepático. Hubo un aumento significativo de la DMO en ambos grupos, pero mayor en el grupo con Etidronato. Otro estudio con Etidronato cíclico combinado con alfacalcidiol y calcio realizado en 53 pacientes no encontró prevención de la pérdida de hueso a nivel lumbar ni femoral, aunque tampoco hubo grupo control.

Con respecto al Pamidronato, los resultados son contradictorios. Un estudio no aleatorizado encontró un efecto positivo en la reducción de fracturas vertebrales en 13 pacientes con trasplante hepático. Dodidou y cols., estudiaron a 21 pacientes con trasplante hepático y 13 pacientes con trasplante cardiaco con pérdida de masa ósea elevada o fracturas osteoporóticas incidentes en los 2 primeros años después del trasplante, y que recibieron 30 mg de Pamidronato i.v./3 meses durante dos años, junto con calcio 1.000 mg y vitamina D 1.000 UI/día43. Emplearon un grupo control histórico de 58 pacientes tratados con calcio y vitamina D. La DMO aumentó significativamente en columna lumbar y cuello femoral entre los pacientes tratados, a pesar de que el tratamiento no se inició inmediatamente después del trasplante. Otro estudio no aleatorizado con Pamidronato realizado por Pennisi y cols. se llevó a cabo en 85 pacientes receptores de trasplante hepático. De ellos, 47 que presentaban osteopenia u osteoporosis pretrasplante, recibieron Pamidronato 30 mg i.v. cada 3 meses después del trasplante durante 1 año. El resto de pacientes se emplearon como grupo control. Se observó un aumento significativo de la DMO lumbar en los pacientes tratados con Pamidronato frente al grupo control. La DMO en cuello femoral disminuyó en ambos grupos. Los autores concluyen que Pamidronato parece tener efecto limitado al hueso trabecular sin modificar la estructura cortical del fémur. Ninkovic y cols., en un estudio controlado y aleatorizado en 99 pacientes con trasplante hepático, una infusión i.v. de Pamidronato, 60 mg, administrada preoperatoriamente, no tuvo ningún efecto significativo en la pérdida de masa ósea ni en la tasa de fracturas un año después del trasplante. Un hallazgo inesperado de este estudio fue la ausencia de pérdida de masa ósea lumbar y la baja tasa de fracturas (8%) en los pacientes no tratados, aunque sí hubo pérdida de hueso significativa a nivel de cuello femoral, que tampoco Pamidronato pudo prevenir. Un trabajo multicéntrico reciente de Monegal y cols. con 79 pacientes, dos infusiones de Pamidronato 90 mg i.v. (en las dos primeras semanas y 3 meses después del trasplante hepático) previnieron la pérdida de masa ósea a nivel lumbar durante el primer año. Pamidronato no consiguió reducir la pérdida de hueso a nivel de cuello femoral ni la incidencia de fracturas postrasplante.

En cuanto a los datos con Alendronato, Millonig y cols. estudiaron durante una media de 27,6 meses a 136 pacientes receptores de trasplante hepático. Todos los pacientes recibieron 1.000 mg de calcio y 400 UI de vitamina D. Además, aquéllos que presentaban osteopenia u osteoporosis tomaron Alendronato semanal. La DMO lumbar y en cuello femoral aumentó en los pacientes con osteoporosis. Atamaz y cols., en el primer estudio aleatorizado y con grupo control realizado con Alendronato semanal, en 98 pacientes con trasplante hepático, durante 24 meses de seguimiento, observaron que Alendronato (70 mg semanal) aumentaba de forma significativa la masa ósea a nivel lumbar, de cuello femoral y de cadera total frente a calcio (1.000 mg) y calcitriol (0,5 mcg); sin embargo, no pareció ejercer efecto protector contra las fracturas

Por lo que a Zoledronato se refiere, en un estudio de Crawford, 62 pacientes con trasplante hepático fueron aleatorizados para recibir ác. Zoledrónico (4 mg i.v.) o placebo 7 días después del trasplante y 1, 3, 6 y 9 meses postrasplante. Todos los pacientes recibieron carbonato cálcico 600 mg/d y vitamina D 1.000 U/d. El grupo con zoledrónico perdió significativamente menor masa ósea en cadera. A nivel lumbar, el grupo con zoledrónico perdió menos masa ósea a los tres meses, pero la diferencia significativa entre los dos grupos desapareció a los 12 meses. Un hallazgo notable de este estudio fue la recuperación de la DMO lumbar a los 6 meses en el grupo placebo, que alcanzó casi los niveles basales, tras una disminución transitoria a los 3 meses. A los 12 meses, los valores de DMO superaban los basales tanto en el grupo placebo como en el grupo que recibió Zoledronato. Esta mejoría espontánea en la DMO en el grupo placebo puede estar en relación con la mejoría del estado general, movilidad, masa muscular y nutrición como consecuencia de una mejoría en la función hepática. En este mismo estudio de Crawford se observó mayor pérdida de masa ósea en cadera que a nivel lumbar en el grupo placebo, alcanzando el nadir 6 meses después del trasplante, con recuperación parcial posterior. Los pacientes que recibieron tratamiento con Zoledronato no mostraron pérdida de masa ósea en cadera. En otro estudio de Bodingbauer, los pacientes recibieron tratamiento con 8 infusiones de 4 mg de zoledrónico i.v. a lo largo de los 12 primeros meses postrasplante hepático (1 infusión por mes en los 6 primeros meses, otra a los 9 y otra a los 12 meses), además de carbonato cálcico (1.000 mg/d) y vitamina D (800 UI/d). El objetivo primario de fractura en los primeros 24 meses postrasplante se presentó en 4 pacientes (8,5%) del grupo con

Zoledronato (n= 47) y en 11 pacientes (22,5%) en el grupo control (calcio+vitamina D) (n= 49) (p= 0,050). Los parámetros densitométricos fueron significativamente mejores a nivel de cuello femoral en el grupo con Zoledronato sólo a los 6 meses, siendo similares en ambos grupos después. A nivel de columna lumbar no se encontraron diferencias entre ambos grupos ni a los 6 ni a los 12 meses. El mismo grupo publicó un trabajo posteriormente, realizado en los mismos pacientes que el estudio previo en el que analizaban por histomorfometría los parámetros de distribución de la densidad de mineralización ósea en el momento del trasplante. Se estudiaron 39 pacientes, 21 en el grupo Zoledronato y 18 en el grupo control. Seis meses después del trasplante, el tratamiento con 4 mg Zoledronato i.v. /mes, mostró una reducción significativa del turnover óseo comparado con los pacientes tratados con Calcio y vitamina D (n= 18) así como una cierta restauración de la mineralización. Esta mejoría en las propiedades de la microarquitectura ósea podría explicar el efecto beneficioso del tratamiento con Zoledronato en el riesgo de fractura observado dos años después del trasplante, a pesar de no lograr mejoría en la DMO respecto al grupo control.

Conclusiones.

Aunque el trasplante de órganos, y en particular el trasplante hepático, han contribuido a resolver el problema vital de hepatopatias crónicas terminales, la combinación de la enfermedad previa, la intervención con medidas inmunosupresoras, pueden facilitar el desarrollo de un pérdida ósea acentuada, que va a impactar en la calidad de vida futura de estos pacientes. En la actualidad contamos con fármacos efectivos en la prevención y tratamiento de esta osteoporosis. Nuevos fármacos anti-osteoporóticos que estimulan la masa ósea, deben ser estudiados y ensayados en esta patología. Por último, un mejor conocimiento de los mecanismos de inducir esta pérdida ósea por los inmunosupresores va a ser impotante para su mejor prevención y tratamiento etiopatogénico.

Capítulo 6. Pancreatitis crónica.

La pancreatitis crónica es la causa más frecuente de insuficiencia pancreática en adultos y su principal etiología es el alcoholismo. La osteopenia es frecuente en pacientes con pancreatitis crónica, especialmente en pacientes con enfermedad avanzada y esteatorrea.

Varios factores estarían implicados en la patogenia de la osteoporosis asociada a la pancreatitis crónica. En los pacientes con pancreatitis crónica los niveles de 25-OH y 1-25-OH vitamina D están a menudo disminuidos. La disminución de la ingesta, el déficit de absorción y la pérdidas fecales y urinarias de esta vitamina podrían justificar este hallazgo. El déficit de lipasa pancreática y la deficiencia de sales biliares afectarían directamente a la absorción intestinal de vitamina D e indirectamente sobre la circulación enterohepática de sales biliares y vitaminas liposolubles. Otro factor implicado sería la malnutrición tras el déficit de enzimas pancreáticas, que juegan un papel primordial en la digestión y absorción de los nutrientes, siendo común en estos pacientes, el descenso de la masa y grasa corporal, especialmente en los pacientes con esteatorrea.

Los pacientes con pancreatitis crónica son frecuentemente alcohólicos, malnutridos, y con escasa exposición solar, todos ellos factores adicionales para el desarrollo de osteoporosis. Sin embargo es posible que factores adicionales como la acidosis metabólica o mecanismos inmunológicos, que se asocian con la pancreatitis crónica, también afecten al remodelado óseo.

Prabhakaran et al analizaron el metabolismo mineral óseo en pacientes con PC alcohólica e idiopática. Analizaron en 103 pacientes y 40 controles pareados los valores de calcio, fosfato, vitamina D3, fosfatasa alcalina, valores de iPTH y la densidad mineral ósea (DMO). El 20,4% de los pacientes presentaba IPE y el 37,8% una insuficiencia pancreática endocrina. Se encontraron valores bajos de calcio, altos de fosfatos y bajos de vitamina D3 en el 16,2, 64,3 y 60,2% de los pacientes, respectivamente. En comparación con los controles, los pacientes con PC presentaron valores más bajos de vitamina D3 ($p < 0,01$). Al analizar la DMO en la columna lumbar, el 46% de pacientes presentó osteopenia y el 12% osteoporosis, y en el fémur el 30,1% tenía osteoporosis y el 39,8% osteopenia. Es destacable que la mayoría de los pacientes con PC, independientemente de la etiología, tenía osteopenia y/u osteoporosis, con unos valores bajos de vitamina D3. Sikkens et al analizaron, en un estudio prospectivo de cohortes, la prevalencia de deficiencias en vitaminas liposolubles (A, D, E, K), pero también analizaron la DMO en pacientes con PC. Se analizaron 28 pacientes y compararon los resultados con los de referencia de la población holandesa. Los autores encontraron una deficiencia en las vitaminas liposolubles en los pacientes con PC, más acusada en aquellos con IPE (sobre todo si no recibían tratamiento enzimático sustitutivo). También objetivaron una disminución de la DMO. Los autores propugnan un seguimiento estricto de los pacientes con PC realizando estudios analíticos y densitometrías periódicas. Además, para evitar complicaciones recomiendan un tratamiento optimizado de la IPE.

Duggan et al presentaron recientemente un metaanálisis sobre la prevalencia de osteoporosis en los pacientes con pancreatitis crónica, que incluyó 513 pacientes procedentes de diez estudios. Según sus resultados, concluyeron que casi dos tercios de los pacientes tenían bien osteoporosis o bien osteopenia. Uno de cada cuatro la pacientes sufría osteoporosis. Finalmente resaltan que las alteraciones metabólicas óseas en los pacientes con pancreatitis crónicas son infra diagnosticadas y que serían deseables guías clínicas del manejo de la osteoporosis en estos pacientes.

Bibliografía.

Duggan SN, Smyth ND, Murphy A, Macnaughton D, O'Keefe SJ, Conlon KC. High prevalece of osteoporosis in patients with chronic pancreatitis: a systematic review and meta-analysis. Clin. Gastroenterol. Hepatol. 2014;12:219-228.

García-Manzanares A, Lucendo AJ. Metabolismo óseo y osteoporosis en la enfermedad celíaca. En Rodrigo L y Peña AS, editores. Enfermedad celíaca y sensibilidad al gluten no celíaca. Barcelona, España: Omniascience; 2013:p. 325-344.

Guañabens N, Parés A. Osteoporosis en la cirrosis hepática. Gastroenterol. Hepatol. 2012;35:411-420.

Katz S, Weinerman S. Osteoporosis and gastrointestinal disease. Gastroenterol. Hepatol. (N Y). 2010;6:506-517.

Monegal A, Navasa M, Peris P, Colmenero J, Cuervo A, Muxí A, Gifre L, Guañabens N. Bone disease in patients awaiting liver transplantation. Has the situation improved in the last two decades? Calcif. Tissue Int. 2013;93:571-576.

Reyes García R, Jódar Gimeno E, García Martín A, Romero Muñoz M, Gómez Sáez JM, Luque Fernández I, Varsavsky M, Guadalix Iglesias S, Cano Rodriguez I, Ballesteros Pomar MD, Vidal Casariego A, Rozas Moreno P, Cortés Berdonces M, Fernández García D, Calleja Canelas A, Palma Moya M, Martínez Díaz-Guerra G, Jimenez Moleón JJ, Muñoz Torres M; Grupo de Metabolismo Mineral de la Sociedad Española de Endocrinología y Nutrición. Guías de práctica clínica para la evaluación y el tratamiento de la osteoporosis asociada a enfermedades endocrinas y nutricionales. Endocrinol. Nutr. 2012;59:174-196.

Ruiz-Esquide V, Peris P, Gifre L, Guañabens N. Alteraciones del metabolismo óseo en la cirugía bariátrica. Med. Clin.(Barc). 2011;136(5):215-221.

Sánchez Cano D, Callejas Rubio JL, Ríos Fernández R, Ortego Centeno N. Metabolismo mineral óseo en la enfermedad inflamatoria intestinal. Rev. Osteoporos. Metab. Miner. 2009;1:21-28.

Targownik LE, Bernstein CN, Leslie WD. Risk factors and management of osteoporosis in inflammatory bowel disease. Curr. Opin. Gastroenterol. 2014;30:168-174.